中药活性肽的研究与应用

U0209557

主　编　王振亮　李寒冰

副主编　张剑平　刘延鑫

编　委

李业亮　孙　颖

郝在林　吴宿慧

王植帅　丁晓琦

刘树民

人民卫生出版社

·北京·

图书在版编目（CIP）数据

中药活性肽的研究与应用 / 王振亮，李寒冰主编
. —北京：人民卫生出版社，2023.5
ISBN 978-7-117-34134-9

Ⅰ. ①中⋯　Ⅱ. ①王⋯②李⋯　Ⅲ. ①生物活性 – 肽
– 中药化学成分 – 研究　Ⅳ. ①R284

中国版本图书馆 CIP 数据核字（2022）第 229382 号

人卫智网　www.ipmph.com	医学教育、学术、考试、健康， 购书智慧智能综合服务平台	
人卫官网　www.pmph.com	人卫官方资讯发布平台	

中药活性肽的研究与应用
Zhongyao Huoxingtai de Yanjiu yu Yingyong

主　　编：王振亮　李寒冰
出版发行：人民卫生出版社（中继线 010-59780011）
地　　址：北京市朝阳区潘家园南里 19 号
邮　　编：100021
E - mail：pmph @ pmph.com
购书热线：010-59787592　010-59787584　010-65264830
印　　刷：人卫印务（北京）有限公司
经　　销：新华书店
开　　本：889×1194　1/32　印张：5.5　插页：2
字　　数：143 千字
版　　次：2023 年 5 月第 1 版
印　　次：2023 年 7 月第 1 次印刷
标准书号：ISBN 978-7-117-34134-9
定　　价：30.00 元
打击盗版举报电话：010-59787491　E-mail：WQ @ pmph.com
质量问题联系电话：010-59787234　E-mail：zhiliang @ pmph.com
数字融合服务电话：4001118166　E-mail：zengzhi @ pmph.com

主编简介

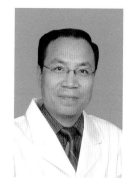

　　王振亮,医学博士,教授,主任医师,博士研究生导师,博士后合作导师,河南中医药大学学位委员会委员、学术委员会委员、教学委员会委员,仲景教学名师。兼任国家线上一流课程"伤寒论"课程负责人,教育部高等学校中医学类专业核心课程联盟"伤寒论"课程联盟副理事长,中华中医药学会仲景学说分会副主任委员,世界中医药学会联合会古代经典名方临床研究专业委员会副会长,中国民族医药协会传统医药文化发展工作委员会副会长,中国民间中医医药研究开发协会仲景国医教育分会常务副会长兼秘书长,河南省中医药学会仲景学术分会主任委员。

　　主持、参与国家级课题 4 项,省级课题 4 项,厅级课题 7 项。获省级各类科研成果奖 8 项,厅级科研成果奖 2 项;获国家发明专利 4 项,实用新型专利 1 项。主编或独著学术专著 20 部,参编著作 17 部。公开发表学术论文 72 篇。

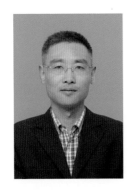

　　李寒冰,医学博士,教授,博士研究生导师,执业药师,河南省新药审评专家,中华中医药学会医院药学分会常务委员。从事中药药理学相关的教学、科研工作多年。主持、参与国家级科研课题8项;获国家专利授权4项;参编论著7部;国内外发表学术论文70余篇。

　　肽是分子结构介于氨基酸和蛋白质之间的一类化合物。分子量段在50~10 000Da之间的才称之为肽,其中分子量段在5 000~10 000Da之间的称大肽,在50~2 000Da之间的称小肽、寡肽、低聚肽,也称小分子活性多肽。

　　蛋白质是生物体中四大类大分子有机物之一,其构成基本单位是氨基酸。20种α氨基酸是构成蛋白质的基本结构和功能的单元,而肽介于氨基酸与蛋白质之间,为组成蛋白质分子的片段,是蛋白质的活性单元。但肽不是氨基酸的简单混合,而是由基因控制,首先转录出mRNA,并以mRNA为模板,tRNA通过反密码子与mRNA识别,转运所需氨基酸残基至核糖体上,通过肽键连接而成;从最简单的由2个氨基酸残基形成的二肽到包含几十个氨基酸残基的多肽,均可见到,而多肽经过酶的作用盘曲折叠形成特定构象。肽和蛋白质没有严格意义上的区分,一般将2个氨基酸残基到50个氨基酸残基组成的肽链称肽,而由50个以上氨基酸残基组成的肽链就称蛋白质。换言之,蛋白质有时也被称为肽,这是肽的广义概念,但本书所指的肽不包括蛋白质。

　　传统营养学观点认为,作为具有高度特异性的大分子蛋白质,不易被吸收,因而机体对其吸收只能将其完全分解成氨基酸,进而以游离氨基酸的形式吸收。但大量事实证明,蛋白质不是仅以氨基酸形式吸收,而更多以肽的形式吸收。人体在吸收氨基酸过程中,氨基酸是一个一个被吸收的,是一种主动运输过程,需要消耗较多的能量,而且相同构造的氨基酸之间还存在拮抗竞争关系。而肽在吸收过程中是数个被一起吸收,并且相同的肽之间没有竞争和抑制关系。在人体中,小分子肽可以100%被吸收,并且吸收速度快,耗能低;肽被吸收进入人体之后,可以直接参与蛋白质的合成,且其合成效率较游离氨基酸高很多;肽在吸收的同时,还可以促进机体对氨基酸的吸收,而对其混合物的吸收是机体吸收蛋白质营养的最佳机制;对于氨基酸代谢病,肽中虽然含有相关氨基酸,但在吸收过程中不受限制,从而可以有效弥补氨基酸的缺失;肽与矿物离子结合形成螯合物,可增加其水溶性,从而促进矿物质的吸收;被吸收的肽进入神经细胞,可以作为神经递质,促进消化道分泌消化酶;肽被吸收进入消化道上皮细胞,调节细胞的生理活动,维持黏膜的结构和功能正常。所以对机体来说,肽的吸收和利用,比游离氨基酸和蛋白质都有优势。

　　过量蛋白质的摄入会对人体产生一些不良影响,这是因为蛋白质在人体内的分解会产生氨、酮酸及尿素等,这些代谢物质的积累会对人体产生副作用,会增加肝细胞的负担,容易引起消化不良,甚至影响肾功能。大量研究表明,食用过量的蛋白质会增加患恶性肿瘤的风险,如直肠癌、胰腺癌、肾癌和乳腺癌。此外,食用动物蛋白过多,有诱发心脏病的风险。而摄入肽后不会引起营养过剩,而且还可以调节人体的营养平衡。正因为肽有如此多的优势,燃起了人们对其不断探索的热情。人们发现,肽有增强机体免疫、抗感染、降血压、降血脂、降血糖、消除疲劳、抗肿瘤、抗氧化、延缓衰老、镇痛、调节神经系统和内分泌、抑制血小板聚集和血栓形成、促进矿物质吸收等生理功能。

　　活性肽包括内源性和外源性两种。内源性活性肽是指存在于机体内的天然生物活性肽,在机体中的含量很少,但是效应很强,如促生长激素释放素、促甲状腺激素、胰岛素样生长因子、胸腺素(又称胸腺肽)、缓激肽、胰激肽和神经肽等等,尤以大脑中含量最多,可调节机体各大系统和细胞的生命活动;外源性生物活性肽是指人体以外的肽类物质,存在于动、植物和微生物体内。目前已知的自然界中的活性肽有数万种,人体中发现的活性肽有 1 000 种左右,是人体中最重要的活性物质之一,在人的生长、发育、繁殖、代谢、疾病以及衰老和死亡的过程中起着极为关键的作用。肽在人体内含量异常,会对人体的功能产生重要影响,甚至导致各种疾病。

活性肽的重要性,以及某种情况下的相对不足,促使人们将目光投向了自然界。近年来,除了中药活性成分生物碱类、黄酮类、挥发油类、苷类、萜类等小分子物质,中药活性肽日益受到了人们的重视,因为它具有如下特点:分子量小、组织穿透力强、吸收效率高、转运速度快、不与其他物质竞争载体且载体不易饱和;作为蛋白质合成的中间产物,可直接被利用,并能够参与组织蛋白质的合成和调节;溶解性好、性质稳定,可大量制备等;口服或注射效果均较为理想。目前已证实,中药活性肽在生长发育、美容护肤、抗炎、抗氧化、免疫调节、治疗慢性疾病等方面均有良好的生物活性。因此,中药活性肽具有较大的潜在药用价值,成为了中药药物研发的热点之一。富含活性肽类中药的深入研究与开发,具有重要的理论价值和现实意义,并且对中医药现代化和国际化有一定的借鉴作用。

为进一步拓展中药活性肽的研究与应用,我们从肽的概念及其研究动态,以及中药活性肽研究现状入手,撰写了本书。由于是首部有关中药活性肽方面的著作,罅隙纰漏在所难免,还望读者批评指正!本书撰写过程中,得到了人民卫生出版社的大力支持和帮助,谨此致以衷心的感谢!

王振亮

2022 年 10 月 18 日

目　录

第一章　肽概述 …………………………………………… 1

　　第一节　肽的研究历程 …………………………… 2

　　第二节　肽的元素、分子 ………………………… 5

　　第三节　肽的空间结构和活性 …………………… 6

　　第四节　氨基酸、肽和蛋白质的关系 …………… 8

第二章　生物活性肽 ……………………………………… 33

　　第一节　生物活性肽的来源 ……………………… 33

　　　　一、动物来源 ………………………………… 33

　　　　二、植物来源 ………………………………… 34

　　　　三、微生物来源 ……………………………… 35

　　第二节　生物活性肽的分类 ……………………… 35

　　第三节　生物活性肽的制备方法 ………………… 38

　　　　一、蛋白酶水解法 …………………………… 38

　　　　二、微生物发酵法 …………………………… 40

　　　　三、生物活性肽的分离纯化 ………………… 41

　　　　四、生物活性肽的鉴定方法 ………………… 45

　　第四节　生物活性肽的主要功能 ………………… 47

　　第五节　小分子肽的营养吸收机制 ……………… 53

　　第六节　生物活性肽的发展与展望 ……………… 55

第三章　中药活性肽的研究现状 ………………………… 57

　　第一节　概述 ……………………………………… 57

第二节　中药活性肽的成分与特点……………………　60

第三节　中药活性肽的制品及分类……………………　69

第四节　中药活性肽的发展现状………………………　71

第四章　中药活性肽的应用与展望………………　80

第一节　中药活性肽的功能研究………………………　80

一、生长发育…………………………………………　81

二、美容护肤…………………………………………　84

三、抗炎肽……………………………………………　89

四、抗氧化肽…………………………………………　97

五、免疫调节肽………………………………………　103

第二节　中药活性肽在慢性病中的应用研究……　113

一、高血压……………………………………………　113

二、糖尿病……………………………………………　120

三、高脂血症…………………………………………　130

四、阿尔茨海默病……………………………………　136

五、肿瘤………………………………………………　140

第五章　转基因中药及活性肽安全性分析…………　149

第一节　转基因中药……………………………………　154

第二节　转基因植物活性肽成分………………………　159

第三节　转基因作物安全性分析………………………　163

第一章

肽概述

生命,是以核酸(nucleic acid)和蛋白质(protein)等有机物组分为物质基础,进行生长、发育、分化、繁殖以及新陈代谢等生命活动。其中,核酸作为遗传物质,携带全部遗传信息,并保证遗传信息的传递和表达;核酸的表达,控制整个生命的生理活动,而这需要蛋白质来执行。蛋白质是生命活动得以正常进行的物质基础,约占正常人体组分的 16%~19%,细胞干重的 50% 以上,以保证人体生理活动有序高效运行。蛋白质并不是一成不变的,而是不断地分解、合成,从而不断更新和修复组织蛋白。蛋白质的基本组成单位是氨基酸。研究表明,除蛋白质具有各种生理功能之外,某些氨基酸及代谢产物也具有特殊的生理功能,如某些含氮物质,如肌酸、松果体激素和肾上腺素等在生物合成时,由甲硫氨酸提供甲基;蛋白质和核酸的修饰加工所需甲基,同样由甲硫氨酸提供。

一直以来,传统上认为,机体对蛋白质消化吸收是以氨基酸形式进行的。但是最近的研究显示,蛋白质的消化吸收,更多的是以肽的形式进行的,而以游离氨基酸进行吸收的形式所占比例很低。肽是由氨基酸经脱水形成肽键连接而成,是蛋白质的结构和功能单元。不同的肽形成不同的蛋白质,从而行使特定功能。肽的本身也具有很强的生物活性,并且可用于临床,治疗不同的疾病。随着人类对健康的重视,对肽的研究也越来越深入。

肽不仅仅通过蛋白质的分解得到。研究表明,生物体内存在天然的肽类分子,通过磷酸化、糖基化或酰基化被激活,在生命活动中起着至关重要的作用,被称为生物活性肽。每一种活性肽都具有特定的氨基酸残基数量和种类,这些氨基酸残基通过 α-碳原子上连接的氨基和羧基脱水缩合形成主链,再以氢键、静电或范德瓦耳斯力(又称范德华力)等维系其 R 基团,形成特定的空间结构,执行特定的功能,如促生长激素释放素、促甲状腺激素、胰岛素样生长因子、胸腺肽、缓激肽、胰激肽和脑肽等,它们虽然含量少,效应却很强。在机体中单独存在的活性肽较少,绝大多数为蛋白质上的一段活性部位,它们主要以蛋白质为载体发挥作用。肽的发现和深入研究,让人们对复杂生命的机制有了更深层次的认识,改变和丰富了生物医学理论和观点。

第一节　肽的研究历程

目前已知地球上存在的所有生物,从最简单的没有细胞结构的生命——病毒,到具有简单细胞结构的原核细胞,再到具有复杂细胞结构的真核生物,都离不开两大类有机物——核酸和蛋白质。基于朊病毒的发现,表明这两类有机物中蛋白质更为独特,所有生命和生命活动的正常进行都离不开蛋白质。随着对蛋白质研究的深入,科学家发现一类同样由氨基酸构成但又不同于蛋白质的物质,即在构成上比蛋白质氨基酸数目少且空间结构较为简单,又具有蛋白质特性的物质——肽。经过 100 多年的研究,人们对肽的结构和功能有了较深入的了解,并且越来越意识到肽的重要性。

早在 1902 年,伦敦大学医学院 Bayliss 和 Starling 两位生理学家在动物胃肠内发现了促胰液素(secretin),这是一种能刺激胰液分泌的神奇物质。这是人类发现的第一种多肽物质,而多肽在内分泌学中的功能性研究也由此开始,对医学研究产生了深远的影响。两位学者也因此获得诺贝尔生理学或医学奖。1922 年,Flaming 在急性鼻炎患者鼻腔分泌物中分离出一种具有杀菌功能的溶菌酶。从此,人们对多肽的研究更加深入。到 1927 年,科学家从人体消化道中发现了 35 种具有生物活性的多肽,并对肽的结构和功能进行了深入的研究。

1931 年,科学家发现一种多肽,具有兴奋平滑肌并能舒张血管而降低血压的功能。从此多肽类物质对神经系统的影响开始引起人们的关注,并称这类物质为神经肽。

基于对蛋白质空间结构的研究,1952 年,丹麦科学家 Linderstrom-Lang 提出了蛋白质的结构具有不同层次的观点,使人们对蛋白质结构与功能有了新的认识。同年,美国生物化学家 Stanley Cohen 将肉瘤植入小鼠胚胎;在实验中,他发现小鼠的交感神经纤维生长加快、神经节明显增大。直到 1960 年,才发现这是一种多肽物质在起作用,并将这种多肽物质称为神经生长因子(NGF)。基于这一发现,Stanley Cohen 在 1986 年被授予诺贝尔生理学或医学奖。

1953 年,美国生物化学家 Vigneaud 第一次完成了生物活性肽催产素的合成。这是一个含有 8 个氨基酸残基的天然寡肽,这是人类历史上首次合成天然寡肽物质,他也因此获得了 1955 年的诺贝尔化学奖。20 世纪 50 年代对多肽的研究,也主要集中在脑垂体分泌的各种多肽类激素。

1953 年,英国生物化学家 Sanger 对胰岛素的一级结构测序完成,展示了蛋白质精确的氨基酸排列顺序,开创了蛋白质一级结构研究的先河;在 1958 年,因其贡献而被授予诺贝尔化学奖。

20 世纪 60 年代初期,多肽的研究取得了长足的发展,对多肽的结构分析、生物功能等都取得了大量的研究成果。

1963 年,美国生物化学家 Merrifield 发明了多肽固相合成法,弥补了液相合成法中每步产物都需要纯化的缺点,并因此荣获 1984 年的诺贝尔化学奖。

1965 年,我国科学家完成了含有 51 个氨基酸残基的结晶牛胰岛素的合成,这是世界历史上第一次人工合成多肽类生物活性物质。

20 世纪 70 年代,对神经肽的研究更加深入,脑啡肽及阿片样肽相继被发现,从此研究进入了多肽影响生物胚胎发育的领域。

美国生物化学家 Anfinsen 通过对核糖核酸酶 A 的研究表明,去折叠的蛋白质在体外可以自发地进行再折叠,蛋白质正确折叠的所有信息全部存在于序列本身,并提出蛋白质折叠的热力学假说。基于此项研究,Anfinsen 获得 1972 年诺贝尔化学奖。

1975 年,英国科学家 Hughes 和 Kosterlitz 从人和动物的神经组织中分离出内源性肽,使生物制药的研究进入全新领域。

20 世纪 80 年代开始,多肽研究成为跨学科的研究热点,成为涵盖分子生物学、生物合成、免疫化学、神经生理学、临床医学等多学科的交叉学科。基因工程的发展,使多肽得以大规模表达成为可能。

1987 年,美国批准了第一个基因药物——人胰岛素,挽救了全球糖尿病患者的生命。

20 世纪 90 年代,随着人类基因组计划的启动,基因被一一解读,作为基因表达的执行者,蛋白质和肽的研究及应用也有了更大的进步。基因的表达离不开蛋白质,它们是密切关联的,因而其研究也就不能割裂,所以科学家提出了另一个重要的生命科学计划——人类蛋白质组计划。

2004 年,以色列生物化学家 Ciechanover、Hershko 和美国生物学家 Rose 因发现泛素调节的蛋白质降解,而被授予诺贝尔化学奖。泛素是一种含 76 个氨基酸残基的多肽,具有标记待降解蛋白质的作用,广泛存在于除细菌外的许多不同组织和器官中。被泛素标记的蛋白质会被蛋白酶体降解,能够定向清除错误蛋白质,并对细胞生长周期、DNA 复制以及染色体结构构建有重要的调控作用。

对肽的研究的深入,打开了人们认识生命奥妙的新途径。随着更多的肽被科学家发现和认识,让人们对其重要作用有了更直观的印象和了解。基于对肽的重要性的认识,将肽的提取与合成应用于制药领域也越来越广泛,并因此挽救了无数人的生命。

第二节 肽的元素、分子

在以往的研究中,科学家的普遍共识是将蛋白质作为整体来研究,只是将肽作为蛋白质的次级分解产物,并不太重视对其进行深入研究。但是随着生命科学研究的进展,人们认识到肽是重要的生命基础物质之一,在生命活动的调节和新陈代谢中是重要的信号分子和活性单位。

肽和蛋白质一样都是氨基酸的聚合物。蛋白质和肽的元素组成中,碳约占 50%~55%、氢约占 6%~7%、氧约占 19%~24%、氮约占 13%~19%,此外蛋白质分子中还含有硫元素,少量蛋白质中有少量的磷、铁、锌、铜、镭、钴、碘等元素。不同的蛋白质和肽中,氮元素含量较为接近,在 13%~19%,平均约为 16%,也就是说,平均 100g 蛋白质中氮约占 16g,即 1g 氮相当于 6.25g 蛋白质。生物组织中蛋白质含量常用含氮量多少来推算:蛋白质的含量 = 含氮量 × 6.25 × 100。

肽是分子结构介于氨基酸和蛋白质之间的一类化合物,过去只是将其归类为蛋白质分解的中间产物,由氨基酸残基通过肽键连接而成。2 个氨基酸通过脱水缩合形成的具有 1 个肽键的化合物,称二肽,3 个氨基酸残基连接形成的称三肽,并以此类推。10 个氨基酸残基以内的肽统称寡肽(oligopeptide),其中的二肽和三肽又称小肽;10~50 个氨基酸残基形成的肽链称多肽(polypeptide);50 个氨基酸残基以上的肽链为蛋白质。但是如果仅仅将氨基酸残基数目作为蛋白质和多肽的划分依据,显然是不对的,因为它们的空间结构也存在较大差异。(图 1-1)

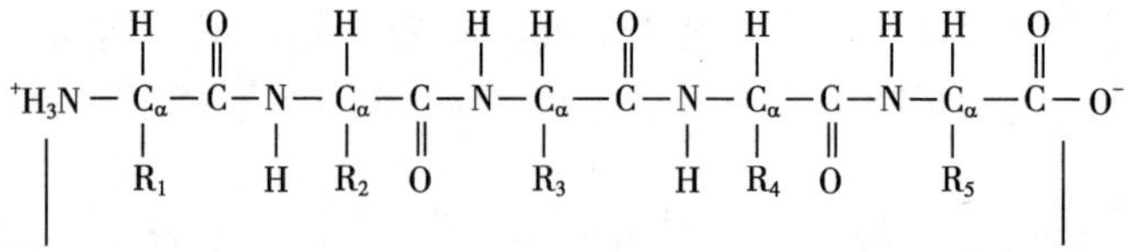

图 1-1　肽链

第三节　肽的空间结构和活性

(一) 肽分子结构

肽由氨基酸脱水缩合形成。作为中等大小的分子,肽在空间上具有特定的分布,但是相对于更大分子的蛋白质,其在空间分布上也有一定的局限性。肽的一级结构:不同的氨基酸以肽键连接。肽键由一个氨基酸的 α- 羧基和另一个氨基酸的 α- 氨基脱水形成。除了肽键,一级结构尚包含二硫键等类型的共价键。一级结构作为整个肽构象的结构基础。肽的二级结构:二级结构涉及肽链的主链在空间的排布,称构象,其维持力主要是氢键,还有少量的配位键和范德华力,氢键越多越稳定。二级结构主要的构象有 α 螺旋、β 折叠、β 转角、Ω 环和无规则卷曲。肽的超二级结构:相邻的二级结构单元组合在一起,相互作用,形成规则二级结构组合体,充当三级结构的结构单元,如 α α、α β 和 β α β 等。肽的三级结构:依靠氢键、疏水键、离子键和范德华力,在二级结构和超二级结构的基础上,将侧链进一步盘曲折叠形成紧密的空间结构,就是三级结构。但是蛋白质除了形成三级结构外,还可以形成四级结构。

(二) 生物活性肽 (bioactive peptide)

机体中存在天然的具有活性的肽类分子,可以调节生命体的生理活动,对机体的正常生长发育是不可或缺的,这类分子称生物活性肽。依据分子的大小,生物活性肽可以分为小分子肽和多肽。小分子肽又称寡肽或低聚肽,由 2~10 个氨基酸残基连接而成,是蛋白质降解为氨基酸的中间代谢物,是蛋白质结构和功能的片段,其自身具有独特的生物活性。小分子肽能介导细胞之间、细胞与蛋白质之间、蛋白质与蛋白质之间的相互作用。

传统的消化理论认为,食物中的蛋白质被摄入后,最终分解为氨基酸被吸收。但是大量研究却表明,蛋白质降解的中间产物——寡肽,也是蛋白质吸收的重要形式,其中的小肽与氨基酸在人体内的转运机制不同,可以减轻氨基酸由于相互竞争而引起的吸收拮抗作用,并显著提高氨基酸的吸收速度;有研究表明,小肽与金属元素结合形成螯合物,增加其水溶性,从而显著提高对矿物质的吸收效率;由于小肽的存在,作为消化酶的底物,可以有效提高消化酶的分泌,并且小肽在消化道中有助于益生菌群的繁殖,从而提高机体的免疫力;某些小肽可以有效清除氧自由基,如天然肌肽(β-丙氨酸和L-组氨酸组成的内源性二肽)是迄今为止发现的最好的抗氧化物质。多肽含有的氨基酸残基较多。由于氨基酸残基种类和数量的差异,多肽的种类更为多样和复杂,而其复杂的结构基础导致其功能的多样化。

按来源不同,生物活性肽可以分为内源性生物活性肽和外源性生物活性肽两种类型。内源性生物活性肽是指存在于机体内的天然生物活性肽,在机体中的含量很少,但是效应很强,如促生长激素释放素、促甲状腺激素、胰岛素样生长因子、胸腺肽、缓激肽、胰激肽和神经肽等等,尤以大脑中含量最多,可调节机体各大系统和细胞的生命活动。外源性生物活性肽是指人体以外的肽类物质,其中存在于动、植物和微生物体内的天然生物活性肽,以及蛋白质降解后产生的生物活性肽成分,直接或间接来源于食物蛋白质的肽分子,称食源性肽,如动物乳汁。外源性生物活性肽进入消化道,在消化过程中释放出来,直接参与生理活动调节,或者被吸收进入机体,经磷酸化、糖基化或酰基化作用转换成其他形式的肽,而发挥作用。如人在25岁后,无法合成胸腺肽,只能从食物中获取外源性生物活性肽弥补体内缺失的多肽激素,强化自身的免疫功能。我们知道,一些中药是可以提高人体免疫力的,且这些中药的成分非常复杂,而确定其有效成分对于中药研究至关重要。外源性生物活性肽既然能提高免疫功能,那么中药在炮制或者煎煮时是否会产生此类型的活性肽而增强免疫功能呢?

目前已知的自然界中的生物活性肽有数万种,人体中发现的生物活性肽有 1 000 种左右。生物活性肽是人体中最重要的活性物质之一,在人的生长、发育、繁殖、代谢、疾病以及衰老和死亡的过程中起着极为关键的作用。肽在人体内含量异常,会对人体的功能产生重要影响,并使其发生重要变化。儿童是生长发育的重要阶段,肽含量的改变将对其整个生命周期产生深远影响,如促生长激素释放素含量减少,将导致生长、发育迟缓,甚至停止,从而导致侏儒,而其含量增多,导致机体过度发育,形成巨人症;对成年人或老年人来说,缺少生物活性肽,会导致自身免疫力的下降,新陈代谢的紊乱,内分泌的失调,以及引起各种疾病。此外,肽在调节水和电解质平衡、提高免疫力、促进伤口愈合、修复细胞、促进蛋白质合成、参与细胞通讯、调节内分泌与神经系统、改善消化系统、抗病毒感染、抗衰老和促进造血功能等方面有着极其重要的作用。

目前,生物活性肽也可以人工合成,其方法包括化学合成和 DNA 重组技术。人工化学合成的条件苛刻,成本较高,因此仅用于短肽链的合成和实验室研究,还无法进入量产阶段。DNA 重组技术是将编码肽链的 DNA 序列导入细胞基因组中,通过细胞的转录和表达实现肽链的合成,因而可以借助原核生物进行大量表达。

第四节　氨基酸、肽和蛋白质的关系

(一)氨基酸(amino acid)

1. 氨基酸的结构　目前已知自然界存在 300 余种氨基酸,而构成蛋白质的常见氨基酸有 20 种,包含 19 种氨基酸和 1 种亚氨基酸——脯氨酸。除脯氨酸外,其他 19 种氨基酸在结构上具有共同点,即 α- 碳原子(C_α)上都连有 1 个氨基和 1 个羧基,因此称 α 氨基酸;由于 α- 碳原子为手性碳原子,因此都具有旋光性(除了甘氨酸)。α- 碳原子的另外 2 条化学键,分别与 1 个氢原子和 1 个可变的侧链 R 基团形成,不同氨基酸的区别就在于 R 基团。(图 1-2)

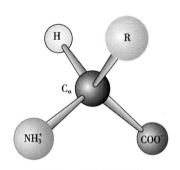

图 1-2 氨基酸的结构
引自罗永康《生物活性肽功能与制备》,2019 年

2. 氨基酸的分类 按 R 基团的化学结构可以将组成蛋白质的 20 种常见氨基酸分为 3 类:脂肪族、芳香族和杂环族。脂肪族氨基酸包括甘氨酸(2- 氨基乙酸)、丙氨酸(2- 氨基丙酸)、缬氨酸(2- 氨基 -3- 甲基丁酸)、亮氨酸(2- 氨基 -4- 甲基戊酸)、异亮氨酸(2- 氨酸 -3- 甲基戊酸)、丝氨酸(2- 氨基 -3- 羟基丙酸)、苏氨酸(2- 氨基 -3- 羟基丁酸)、半胱氨酸(2- 氨基 -3- 巯基丙酸)、甲硫氨酸(2- 氨基 -4- 甲巯基丁酸)、天冬氨酸(2- 氨基 -4- 羧基丁酸)、谷氨酸(2- 氨基戊二酸)、天冬酰胺、谷氨酰胺、赖氨酸(2,6- 二氨基己酸)、精氨酸(2- 氨基 -5- 胍基戊酸);芳香族氨基酸包括苯丙氨酸(2- 氨基 -3- 苯基丙酸)、酪氨酸(2- 氨基 -3- 对羟苯基丙酸)、色氨酸(2- 氨基 -3- 吲哚基丙酸);杂环族氨基酸包括组氨酸(2- 氨基 -3- 咪唑基丙酸)和脯氨酸(吡咯烷酮羧酸)。这 20 种氨基酸中较为特殊的有:甘氨酸,其特殊性在于 α- 碳原

子为非手性,所以是唯一没有旋光性的氨基酸;脯氨酸,没有自由的 α- 氨基,是一种 α- 亚氨基酸。

按 R 基团的极性不同,可以将 20 种常见氨基酸分为非极性 R 基团氨基酸、不带电荷的极性 R 基团氨基酸、带正电荷的 R 基团氨基酸和带负电荷的 R 基团氨基酸 4 种类型。非极性 R 基团氨基酸有 8 种:丙氨酸、缬氨酸、亮氨酸、异亮氨酸、甲硫氨酸、苯丙氨酸、色氨酸和脯氨酸;不带电荷的极性 R 基团氨基酸有 7 种:丝氨酸、苏氨酸、酪氨酸、天冬酰胺、谷氨酰胺、半胱氨酸和甘氨酸;带正电荷的 R 基团氨基酸有 3 种:赖氨酸、精氨酸和组氨酸;带负电荷的 R 基团氨基酸有 2 种:天冬氨酸和谷氨酸。

生物体中的蛋白质除 20 种常见的氨基酸外,还含有极少数稀有氨基酸,这些氨基酸为不常见氨基酸,它们都是由相应的常见氨基酸修饰加工而形成。如存在于结缔组织胶原蛋白中的羟赖氨酸(hydroxylysine)和羟脯氨酸(hydroxyproline);肌球蛋白中甲基化的氨基酸,如甲基组氨酸(methylhistidine)、ε-N- 甲基赖氨酸(ε-N-methyllysine)和 ε-N,N,N- 三甲基赖氨酸(ε-N,N,N-trimethyllysine);血液凝固相关的蛋白质中的 γ- 羧基谷氨酸(γ-carboxyglutamic acid);甲状腺球蛋白中的 3,3',5- 三碘甲腺原氨酸(3,3',5-triiodothyronine);组蛋白(histone)中的 N- 甲基精氨酸(N-methylarginine)和 N- 乙酰赖氨酸(N-acetyllysine)。此外,还有从谷物中分离的蛋白质中的 α- 氨基己二酸(α-aminoadipic acid),作为神经递质的 γ- 氨基丁酸(γ-aminobutyric acid)等等。

从营养学的角度来说,氨基酸可以分为必需氨基酸和非必需氨基酸。对于必需氨基酸,人体不能合成或合成速度太慢而无法适应机体的需要,必需由食物蛋白质分解提供,如果食物中长期缺乏,将会影响机体健康。此类氨基酸共有 8 种:①赖氨酸,促进大脑发育,能促进脂肪代谢,能调节松果体、乳腺和卵巢,防止细胞退化;②色氨酸,能促进胃液及胰液的产生;③苯丙氨酸,与甲状腺素合成有关,如其代谢异常,会导致苯丙酮尿症;④甲硫氨酸,组成血红蛋白、血清等的重要成分;⑤苏氨酸,可以与寡糖链相结合,保护细胞膜,能促进磷脂合成以及脂肪酸的氧化;⑥异亮氨酸,调节胸腺、脾及脑下腺的作用;⑦亮氨酸,参与控制血糖和促进生长激素产生;⑧缬氨酸,作用于黄体、乳腺及卵巢,并促进身体正常生长和调节血糖。因为婴儿无法自身合成组氨酸,所以组氨酸为婴儿必需氨基酸之一。非必需氨基酸是指人体自身能由简单的前体合成,不依赖从食物中额外获得的氨基酸。除必需氨基酸外,其他类型的氨基酸皆属于此类。(表 1-1)

表 1-1 人体常见氨基酸

	中文名	英文名	缩写	符号
必需氨基酸	赖氨酸	Lysine	Lys	K
	色氨酸	Tryptophan	Trp	W
	苯丙氨酸	Phenylalanine	Phe	F
	甲硫氨酸	Methionine	Met	M
	苏氨酸	Threonine	Thr	T
	异亮氨酸	Isoleucine	Ile	I
	亮氨酸	Leucine	Leu	L
	缬氨酸	Valine	Val	V
非必需氨基酸	甘氨酸	Glycine	Gly	G
	丙氨酸	Alanine	Ala	A
	脯氨酸	Proline	Pro	P
	丝氨酸	Serine	Ser	S
	酪氨酸	Tyrosine	Tyr	Y
	半胱氨酸	Cysteine	Cys	C
	天冬酰胺	Asparagine	Asn	N
	谷氨酰胺	Glutamine	Gln	Q

续表

中文名		英文名	缩写	符号
非必需 氨基酸	天冬氨酸	Aspartic acid	Asp	D
	谷氨酸	Glutamic acid	Glu	E
	精氨酸	Arginine	Arg	R
	组氨酸	Histidine	His	H

氨基酸的 α- 碳原子同时连有氨基和羧基。一个氨基酸的 α-氨基与另一个氨基酸的 α- 羧基脱水缩合,形成一个酰胺键——肽键。通过肽键,氨基酸残基以首尾相连的方式连接在一起形成聚合体,这样的长链称肽链。

(二)蛋白质

1. 蛋白质的结构　由于氨基酸种类和数量的差异,其构成的蛋白质千差万别。自然界中蛋白质的种类约有 100 亿种,而人体中约有 10 万种;一个细胞中含有 10 000 种左右的蛋白质,分子数量高达 1 011 个。蛋白质作为生物体的主要成分之一,决定了细胞的形态结构和功能的多样性,构成了生物体的结构和功能的多样性,而酶几乎全部由蛋白质构成,且其作为生物专有的催化剂担负着生物体绝大部分重要的生理功能,如生物体的代谢、细胞的物质运输和信息交流、运动、免疫以及基因的表达调控等等。

蛋白质的基本结构单位是氨基酸。氨基酸按照一定的数量和种类通过肽键进行连接,形成多肽链。多肽链作为蛋白质分子的骨架,经过加工和构建,形成各种结构和功能不同的蛋白质分子。通常,蛋白质的分子结构分为 4 级,即一级结构、二级结构、三级结构和四级结构。

蛋白质的一级结构是指分子中全部多肽链包含的氨基酸种类、数目和排列顺序以及二硫键。组成蛋白质的氨基酸有 20种,但是其种类、数目和排列顺序不同,从而组成无数种类型的蛋白质。如人胰岛素由 2 条多肽链构成，其中 A 链含有 21 个氨基酸残基，B 链含有 30 个氨基酸残基，这些氨基酸的数目、种类和排列顺序决定了蛋白质后续的空间结构，同时也决定了蛋白质的功能；换言之，蛋白质的一级结构决定了其功能。如果氨基酸的种类和排列顺序发生改变，将引起蛋白质的功能改变，从而成为异常蛋白质。蛋白质的改变将会引起相应功能的异常，从而导致疾病的发生。如人血红蛋白上 β 链的第 6 位谷氨酸被缬氨酸替代，则血红蛋白功能将会改变，引起的疾病为镰状细胞贫血。

蛋白质的二级结构是在一级结构的基础上，多肽链的一段肽段，在空间上围绕一个轴盘旋或折叠，并以氢键力维持，所形成的空间结构。主要构象有 α 螺旋（α-helix）和 β 折叠（β-pleated sheet）。α 螺旋是肽段以右手螺旋盘绕形成的螺旋状空间结构域；每 3.6 个氨基酸残基为 1 个螺旋，相邻的螺旋之间由氨基上的 H 和羧基上的 O 形成氢键。β 折叠结构域中，分子为伸展状态，多肽链往复折叠、反向平行，相邻肽键形成氢键，从而使多肽链的肽段结合在一起。除这 2 种主要构象外，二级结构中还有 β 转角和无规则卷曲 2 种构象。2 个或 2 个以上的二级结构在空间上彼此靠近，相互维系，构成二级结构的聚集结构称超二级结构，又称模体，具有特定的生化性质和生物学活性，如 α 螺旋组合（α α）、β 折叠组合（β β）和 α 螺旋 β 折叠组合（β α β）等等。（图 1-3，图 1-4）

蛋白质的三级结构是在二级结构的基础上进一步盘曲折叠，形成的不规则空间结构；空间结构的维持靠氢键、酯键、离子键和疏水键等等。只有 1 条多肽链的蛋白质在形成三级结构以后即具有生物活性。

蛋白质的四级结构是在三级结构的基础上形成的。要形成四级结构，必须满足一定的条件：分子量超过 50 000Da（约为 51 个氨基酸残基）；2 条以上多肽链；亚基之间彼此独立，单独存在时没有生物活性。人胰岛素具有 51 个氨基酸残基，但是由于 2

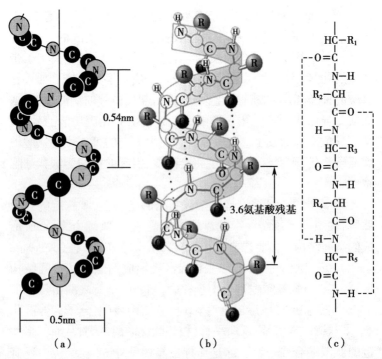

图 1-3　α 螺旋

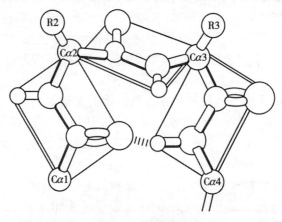

图 1-4　β 转角

（引自靳利娥等《生物化学基础》）

条链之间由共价键相连接,不能形成独立的亚基,所以其在三级结构时就具有活性,而没有四级结构。

2. 蛋白质的功能　蛋白质是最重要的生命大分子物质之一。遗传物质信息的表达离不开蛋白质的参与。蛋白质决定了生命的结构基础——细胞的形态结构,并承担了重要的功能。

蛋白质的功能取决于其结构或构象。可以说,有什么样的结构就有什么样的功能,蛋白质的结构和功能是相适应的。氨基酸的数量、种类和排列顺序,即蛋白质的一级结构是决定蛋白质功能的基础。基因改变或其他因素如果导致氨基酸的数目、种类或排列顺序发生变化,最终会导致蛋白质空间构象的异常,从而影响其正常功能。比如,人类红细胞中重要的蛋白成分——血红蛋白(Hb),其重要的功能为运输氧气,由珠蛋白和血红素组成,其中珠蛋白为四聚体,由 2 条 α 链和 2 条 β 链组成。由于基因突变导致缬氨酸替代位于 β 链第 6 位的谷氨酸,使血红蛋白的一级结构发生改变,相应的空间构象也会改变,从而使血红蛋白结构和功能发生异常,进而红细胞改变原来的结构,变成镰状红细胞。镰状红细胞运输氧气的能力降低,所引起的疾病称镰状细胞贫血。在细胞活动中,许多蛋白质亚基组装在一起,形成四级结构,行使复杂的功能,如核糖体、病毒颗粒等。

结构域(domain)是多肽链空间结构的特殊区域,由 40~350 个氨基酸残基构成,通常决定了蛋白质的具体功能。不同的蛋白质含有的结构域的数目不同,从 1 个到几个不等。基于结构域与蛋白质功能的关联性,含有相同结构域的蛋白质,往往在功能上也是相似的,如转录因子(transcription factor,TF)蛋白往往具有螺旋 - 袢 - 螺旋(helix-loop-helix,HLH)结构域和亮氨酸拉链(leucine zipper,L-Zip)结构域。蛋白质的构象也不是一成不变的,如蛋白质的磷酸化和去磷酸化,都会引起蛋白质构象的变化。具体变化过程由磷酸基团与氨基酸残基侧链的结合或去除来实现。磷酸基团结合到氨基酸残基上后,导致多肽链的一级结构发生改变,从而引起空间结构的变化,使蛋白质功能发生改变,而磷酸基团从氨基酸残基侧链上去除,使得一级结构恢复,蛋白质的空间结构也恢复到最初形态,其活性也恢复到原始状态。这种构象的改变会引起蛋白质功能的改变,从而行使其功能。催化蛋白质磷酸化的酶是蛋白激酶,催化去磷酸化的酶是蛋白质磷酸酶。细胞内具有数量众多的具有催化作用的酶,且绝大多数酶是蛋白质,而这些蛋白质具有很强的催化能力,催化效率是其他催化剂的 106~1 010 倍。酶具有专一性和不稳定性的特点,它们可以专一地催化一种或一类生化反应,但是因为蛋白质的活性受空间构象的影响,所以机体的各种因素都会影响其稳定性和活性。酶在结构上具有 2 个特殊的结构位点:一个是活性中心,决定了酶的特异性和高效性,且这一区域由一些氨基酸残基的侧链基团组成(这些氨基酸残基本身存在于多肽链的不同位置,随多肽链的盘曲折叠而相互接近),能识别底物并催化相应的生化反应;另一个是变构位点,通过与变构剂的结合,改变酶的构象,影响酶的活性,从而起到酶活性调节的作用。

当然,细胞中的蛋白质种类极其繁多,作用也各不相同。我们将蛋白质的功能概括为:①结构和支持作用。蛋白质是构成机体的主要成分之一,也是生物体支持结构的主要成分,如胶原蛋白和角蛋白。②参与运动作用。蛋白质与机体的运动密切相关,如肌肉中的肌球蛋白。③免疫作用。蛋白质能保护机体免受病原体的侵袭,如免疫球蛋白。④贮存营养的作用。蛋白质可作为营养物质存在,如酪蛋白和载铁蛋白。⑤催化作用。生物体中的绝大多数酶为蛋白质,如辅酶 A。⑥物质运输和信息转导作用。蛋白质参与物质的转运和信息的交流,如载体蛋白和受体蛋白。⑦调节作用。机体中许多激素都是蛋白质,如胰岛素。

3. 蛋白质的变性与复性

(1)蛋白质的变性(denaturation):蛋白质种类繁多,且基于氨基酸的种类、数量和排列顺序的差异,其空间结构也千差万别,造成了功能的多样性。蛋白质的空间结构与功能密切相关。当蛋白质在物理、化学和生物因素作用下,空间结构的维持力发生改变,蛋白质构象发生变化时,蛋白质的功能全部或部分丧失,理化性质也相应改变,称蛋白质变性。变性蛋白质的特征变化包括:生物活性完全或部分丧失,如酶的空间结构改变导致其催化功能完全丧失,人胰岛素变性后失去调节血糖的功能;物理性质的改变,旋光性、吸光性、渗透压、结晶性和疏水键的暴露,如大豆蛋白在卤水作用下形成絮状沉淀;生物化学性质的改变,如变性蛋白更易被蛋白酶分解。

（2）蛋白质的复性(renaturation):蛋白质的变性包括可逆变性和不可逆变性。采用适当方法,可逆变性的蛋白质可以恢复原来构象,实现复性。在引起变性的理化因素比较温和的情况下,蛋白质构象仅有轻微改变,当变性因素被除去后,蛋白质仍可自发缓慢地重新盘曲折叠,恢复空间构象,重新具有生物学活性,这种现象称复性。蛋白质的复性程度取决于变性的程度及复性的条件,且其复性可以表现为:完全复性,恢复所有活性;部分复性,但保留异常区;在盘曲折叠时出现异构,出现不同构象的混合物。

4. 蛋白质与疾病 作为生命的重要物质基础和生命活动的主要承担者,蛋白质在机体中具有极其重要的作用。从基因的突变,遗传信息的转录,多肽链的合成到多肽链的空间结构的折叠各个环节,都关系到蛋白质的正常功能是否能完全实现。基因发生突变,通常有3种类型——同义突变、错义突变和无义突变。同义突变时,DNA中的脱氧核苷酸被其他脱氧核苷酸替换,然而由于遗传密码简并性的存在,在翻译过程中密码子虽然不同,但是所编码的氨基酸相同,因而虽然基因发生突变,但是表达的蛋白质相同,所以不会引起疾病的发生。错义突变时,DNA中的脱氧核苷酸被替换以后,遗传密码发生改变,编码的氨基酸也相应改变,多肽链的一级结构的氨基酸残基种类不同于正常的多肽链,从而影响蛋白质的空间构象和功能,不能

正常进行生命活动。无义突变引起的后果更为严重。DNA 的
开放阅读框在转录 mRNA 过程中最后都有一个终止密码子,每
条 mRNA 所携带的遗传信息链在进行翻译时,其过程的终止取
决于终止密码子的出现。无义突变时,突变的原因导致终止密
码子会在肽链合成过程中出现,从而中断翻译过程,所合成的
多肽链因为太短而没有任何作用。此外,DNA 转录成 mRNA 的
过程和多肽链合成过程也会出现差错,从而影响正常蛋白质的
合成。

　　多肽链合成以后需要进行折叠加工,才能形成具有特定活
性的蛋白质;如果在折叠过程出现错误,则会导致疾病的发生,
如阿尔茨海默病(Alzheimer's disease,AD)和 2 型长 QT 间期综
合征(long QT syndrome 2,LQT2)等。蛋白质功能的正常执行需
要正确合成新的多肽链以及多肽链的有效折叠,同时需要蛋白
质质量的控制以及正常降解。

　　以阿尔茨海默病和 2 型长 QT 间期综合征为例,讲解蛋白
质异常与疾病的发生。阿尔茨海默病是一种年龄依赖性神经
退行性疾病,其发病的直接原因是神经元和神经胶质细胞中的
内质网积累了大量的错误折叠形成的异常蛋白质。细胞外过
度沉积了 β 淀粉样蛋白(amyloid β-protein,Aβ)和导致神经纤维
缠结的过度磷酸化 tau 蛋白。研究表明,可溶性 tau 蛋白可以通
过靶向和损害内质网相关蛋白降解(ER-associated degradation,
或 ER-associated protein degradation,ERAD)相关的成分而诱导
内质网应激(endoplasmic reticulum stress,ERS);Aβ 寡聚体则通
过肿瘤坏死因子 -α(TNF-α)通路诱导内质网应激,从而活化下
游激酶,进而 tau 蛋白上的特异性位点被该类激酶磷酸化,最
终会导致神经纤维缠结的形成。2 型长 QT 间期综合征是一种
HERG(human ether-a-go-go-related gene)基因突变引起的遗传性
钾离子通道相关疾病,可出现快速激活延迟整流钾电流(rapidly
activating component of delayed rectifier potassium current,IKr),延
长心房 / 心室动作电位时程。HERG 转录出的 mRNA 在粗面

内质网上合成 1 条多肽链并进行糖基化修饰,4 条经过糖基化修饰的多肽链盘曲折叠形成 4 个亚基,这 4 个亚基聚合成 1 个具有四级结构的蛋白质,即四聚体 HERG 通道。目前已经发现的 HERG 基因突变位点多达 300 个,有些基因突变后编码的多肽链形成的亚基无法与正常基因编码的亚基进行聚合,从而不能形成 IKr 通道,这些基因包括 HERG-Δbpl261、Δ1500-F508、Q752X 等。这些基因突变产生的多肽链因自身折叠错误,并滞留在内质网腔内,有些即使到达细胞膜也因突变原因导致功能缺失。有些突变基因,如 A561V、G572R、N470D,编码的多肽链虽然与正常的多肽链可以聚合成 IKr 通道,但因其突变位点导致滞留信号暴露或者退出信号遮盖,最终滞留在内质网腔内诱发内质网应激。

5. 人类蛋白质组计划

(1)人类遗传病与蛋白质:人类的疾病绝大多数与遗传相关。因遗传物质改变引起的疾病统称遗传病。遗传病的发生,最终是由蛋白质的异常直接导致的。人类遗传病的种类繁多,每年新发现的遗传病有 100 多种。以基因病为例,包括单基因遗传病和多基因遗传病,其中单基因遗传病达 4 000 种以上,是由 1 对等位基因发生改变引起的,对应的编码蛋白质发生错误,因而引起相关疾病;多基因遗传病范围很广,涉及人类常见的疾病,如高血压、糖尿病、哮喘、动脉粥样硬化和唇腭裂等,这类疾病是由多对等位基因共同作用引起的,同时还与环境因素密切相关,发病机制较单基因遗传病更为复杂。人们长期受到遗传病所累,因此了解人类基因及其表达机制成为医学所要解决的重要问题。

(2)人类基因组计划(Human Genome Project,HGP):1953 年,沃森和克里克首次在《自然》杂志公布了关于 DNA 双螺旋结构的研究结果,标志着探索人类基因秘密迈出了重要一步。20 世纪 80 年代,基于人类对医学的迫切需求,以及 DNA 测序技术和分子生物学等生命科学相关技术日益成熟,解读人类基因组全部 DNA 序列逐渐被科学家提及。1985 年,美国科学家首先提出了人类基因组计划。美国科学家杜尔贝科认为应该投入大量的人力物力,对人类基因组中的碱基对排列顺序进行全面测定,进而对人类的整个基因组进行深入的研究和分析,从而整体上提升人类对抗疾病的效率。经过一系列讨论,从 1990 年开始,在美国科学家主导,英国、日本、法国、德国的科学家组织参与下,人类基因组计划正式启动,预计花费 30 亿美元,并计划在 2005 年完成人类基因组序列的测定。中国科学家在 1994 年也正式启动了人类基因组测序研究工作,参与 HGP 中 1% 的测序任务,成为唯一一个参与测序工作的发展中国家。1998 年,在上海成立了国家人类基因组南方研究中心,在北京成立了国家人类基因组北方研究中心和中国科学院遗传研究所人类基因组研究中心。2000 年 4 月,人类第 3 号染色体上 3 000 万个碱基对的工作草图提前完成。人类基因组 30 多亿个碱基序列测量的完成,使人类对自身生命发生发展规律以及疾病的发生有了进一步了解。人类基因组计划的顺利实施催生了后续一系列研究计划,如国际人类基因组单体型图计划、国际“千人基因组计划”、万种微生物基因组计划、千种动植物基因组计划、万种脊椎动物基因组计划等;越来越多的物种的基因组已被破解,人类认识世界也越来越深入。

(3) 人类蛋白质组计划(Human Proteome Project,HPP):基因测序的完成并不是人类相关研究的结束,恰恰相反,这只是一个开始。以人和老鼠为例,两者可以说天差地别,但是基因组却有 99% 是相同的,那为什么在表型上存在如此巨大的差异呢?众所周知,生命活动是由基因组控制的,但是真正的生命活动体现者却是蛋白质组;基因组的微小差异,表达到蛋白质上却出现了巨大差异,这取决于蛋白质组丰度跨度大、多肽链的修饰加工形式多样、在时间和空间上存在的特异性以及组分间的网络性及级联等,因而基因组上的细微差别被蛋白质组级联式放大了。虽然人类已经对基因组进行了完全测序,但是对其功能却了解甚少,大概只有10%的功能被掌握,而另外的90%依然是未知数。就人的生长发育及分化而言,我们只知道由基因组控制,但是每个细胞中的基因组是完全相同的,在发育过程中形成形态和功能各异的细胞、组织及器官,存在巨大差异,而这些差异是由蛋白质组控制产生的。人类机体的不同生理状态,都是由蛋白质组在特定的时间和空间出现并发挥作用引起的。蛋白质出现异常,则会导致疾病的发生;对于疾病的治疗,则需要将蛋白质作为药物治疗的最主要靶点。对此,我们需要对不同组织和器官、不同生理和病理状态下蛋白质组的组分及动态变化进行深入研究了解,对生命有机体的物质组成和变化规律进行高效把握,才能更好地了解和治疗人类的疾病。

1994年,澳大利亚博士Marc Wilkins首先提出了蛋白质组的概念;他将一个细胞或组织所包含的所有蛋白质称蛋白质组。目前,科学家将蛋白质组定义为基因组表达的全部蛋白质。2001年,多个国家的22名科学家发起并成立人类蛋白质组组织(human proteome organization,HUPO),讨论启动人类蛋白质组计划。2002年,人类蛋白质组计划实施,先期启动的一系列示范项目包括人类血浆蛋白质组计划、人类脑蛋白质组计划和人类肝脏蛋白质组计划,随后又陆续启动了肾脏和尿液、心血管等器官的蛋白质组分计划,以及后续的数据分析标准化、生物标志物、抗体等支撑计划。(表1-2)

表1-2 人类蛋白质组计划进展
(引自贺福初《大发现时代的"生命组学"》,2012年)

启动年份	子计划	核心数据集	产出年份
2002	人类肝脏蛋白质组计划	Proteome View,6 847个蛋白质	2010
2002	人类血浆蛋白质组计划	Human Plasma Peptide Atlas,1 929个蛋白质	2005

启动年份	子计划	核心数据集	产出年份
2003	人类脑蛋白质组计划	1 832（人）/792（鼠）个蛋白质,蛋白质信息 mzML	2010
2003	蛋白质组标准化计划	分子间相互作用:PAR/MIAPAR/PSICQUIC 蛋白质分离:MIAPE-GEL/MIAPE-CC/MIAPE-CE	2010
2005	人类肾脏和尿液蛋白质组计划	3 679 个蛋白质,非蛋白尿尿液蛋白质组学的最终标准	2009
2005	人类抗体启动计划	第 10 版数据库已覆盖 14 079 个编码基因	2012
2005	人类疾病糖组学启动计划	O- 糖基化全谱分析方法的比较,肿瘤细胞糖蛋白的全谱分析	2010
2005	人类疾病小鼠模型计划	小鼠分泌蛋白质组已鉴定 1 400 个以上蛋白质	2006
2006	人类心血管蛋白质组启动计划	1 333 个蛋白质并附 10 000 以上 GO 注释,其中半数以上来自人的数据	2009
2007	干细胞生理蛋白质组启动计划	干细胞标志物、干细胞信号通路、干细胞与疾病	2009
2009	疾病标志物启动计划	肿瘤、心血管疾病、肺病标志物	2010
2010	模式生物蛋白质组启动计划	模式生物进展	2010
2010	人类染色体蛋白质组计划	*J Proteome Res*, special issue	2013

　　人类基因组计划和人类蛋白质组计划的目的在于破译人类生命的密码,了解人类全部的基因组成和蛋白质组成,全面掌握人类生理和病理的分子机制,更好地为人类的疾病诊疗提供依据。但是这两者之间存在显著差异:人类基因组相对稳定,不同的器官、组织和细胞中的基因组完全相同,但是蛋白质组的构成却是多变的,在不同的器官、组织和细胞中存在完全不同的组分,甚至在同一器官、组织或细胞中,在生长发育的不同阶段,其组分也可以不同,在不同生理或病理状态下存在显著差异。此外,同一蛋白质在不同基团修饰下其功能出现较大变化或完全改变,蛋白质之间的相互作用也影响其功能的发挥,它们之间可以发生协调作用、抑制作用和激活作用。蛋白质的这种多变性和不确定性使得蛋白质组的研究难度远大于基因组。要研究蛋白质的功能,需要将蛋白质的种类进行分离鉴定,这也是人类蛋白质组计划的目标。在蛋白质的分析研究中,按照先对蛋白质分离,随后再对分离出来的蛋白质进行鉴定的程序进行。蛋白质组学研究的核心技术是蛋白质分离。当前,蛋白质分离技术主要有差异凝胶电泳技术、毛细管电泳技术、双向凝胶电泳技术和高效液相色谱技术。其中,电泳技术是所有技术中最为成熟的。从 20 世纪末开始运用的电泳技术,目前依然广泛应用于蛋白质的分离中,并且不断得到发展和改进,以其更加方便和容易操作的特点,得到了更为广泛的推广使用。基于电泳技术的进步,双向凝胶电泳技术和差异凝胶电泳技术等也有了长足的发展。以双向凝胶电泳技术为例,该技术建立在完善和改进之后的电泳技术和 ZOOM 蛋白质组的基础之上。基于蛋白质分子对静电电荷或等电子的不同的敏感度,达到对蛋白质分子进行分离的目的。在电极作用下会形成 pH 梯度,在电场的正负两极中形成不同的酸碱度,而蛋白质分子在电极作用下于电场中发生位移,直至移动到其净电荷数为零的 pH 位置,据此原理便可将蛋白质分离出来。双向聚丙烯酰胺凝胶电泳法要求首先进行等电聚焦,使蛋白质分子沿 pH 梯度移动,直到蛋白质分子到达各自的等电点,并在 X 轴移动完成第一向分离,随后根据蛋白质分子大小,在 Y 轴移动完成第二向分离,最终将蛋白质混合物在两个维度上分开,实现蛋白质的分离。双向凝胶电泳技术的优势是能同时将多达数千种蛋白质进行分离,但是其不足之处在于受蛋白质拷贝数、蛋白质样品溶液的溶解度、蛋白质分子量大小(低于 8kDa 或高于 200kDa)以及酸碱度大小的影响。此外,毛细管电泳技术也是常用的蛋白质分离方法;该技术在高电场强度作用下,对毛细管中的不同分子量、不同电荷和电泳迁移率有差异的蛋白质样品进行分离,并可以实现在线自动分析,但是该技术也存在局限性,即对分析的蛋白质分子量有限定范围,超过这一范围的蛋白质将不能被有效分离。除电泳技术外,另一种广泛应用于蛋白质分离的技术就是色谱技术。液相色谱技术基于蛋白质分子在固定相和流动相之间的相互作用而实现分离;应用该技术时,不需要对样品进行变性处理,就可以自动分析出颜色不同的蛋白质分子。其中,双向液相色谱技术使液相层析的层析效率得到更大的提高。蛋白质组学的研究中,完成蛋白质的分离之后,就是对蛋白质进行鉴定研究。生物质谱技术在蛋白质的鉴定中应用最为广泛。生物质谱技术具有灵敏、自动化和准确的特点。在对蛋白质进行研究过程中,要求将蛋白质变为多肽指纹图谱,之后将多肽指纹图谱与已有的蛋白质多肽图谱、核酸数据库进行核对,从而简单而准确地确定蛋白质的种类。随着技术的不断进步,蛋白质组学的研究也取得了重大进展,人类对自身的认识会更上一个台阶。人类基因组学和人类蛋白质组学技术用于对疾病进行系统分析并探明精确病因病机,精准制定靶向治疗策略与方法,在未来会对人类的疾病治疗和健康起到重要作用。

(三)氨基酸、肽和蛋白质的关系

1. 氨基酸、肽和蛋白质三者的结构关系

(1)分子组成:蛋白质是生物体中四大类大分子有机物之一,其构成基本单位是氨基酸。20 种 α 氨基酸是构成蛋白质的基本结构单元。以 DNA 作为模板,首先合成前信使 RNA(premRNA),在细胞核中经过加工,形成野生型 mRNA,随后 mRNA 通过核孔转运到细胞质中,与核糖体结合指导合成多肽链。mRNA 上携带的遗传信息以密码子的形式储存,密码子与 tRNA 的反密码子特异地识别结合,将遗传信息以氨基酸链的形式表达;氨基酸的种类和数目以及排列顺序忠实地表达了 DNA 的遗传信息,并且氨基酸的数目和排列顺序作为蛋白质的一级结构基础,决定了蛋白质在盘曲折叠过程中形成的特定空间结构,最终决定了蛋白质的具体功能。如果这个过程出现错误,将会导致蛋白质异常,从而形成分子病。

肽是介于氨基酸与蛋白质之间一种生物化学物质,由 2 个以上的氨基酸通过脱水缩合形成的肽键连接而成,为组成蛋白质分子的片段,是蛋白质的活性单元。肽不是氨基酸的简单混合,而是由基因控制,将氨基酸按照特定的顺序和种类进行合成,通过肽键连接而成;从最简单的由 2 个氨基酸残基形成的二肽到包含几十个氨基酸残基的多肽,均可见到,而多肽经过酶的作用盘曲折叠形成特定构象。肽和蛋白质没有严格意义上的区分,一般将 2 个氨基酸残基到 50 个氨基酸残基组成的肽链称肽,而由 50 个以上氨基酸残基组成的肽链就称蛋白质。但实际上多肽链和蛋白质还是有一定的差异,刚合成的多肽链不能称为蛋白质,只有经过加工裁减掉多余的氨基酸残基或肽链,并经过特定的盘曲折叠才能成为具有一定功能的蛋白质,因此多肽和蛋白质的空间结构还是有较大区别的。

(2)空间结构:蛋白质在空间上具有特定的构象,如前所述的四级空间结构或构象。肽链在空间上也具有特定的构象,且其一级结构是指肽链中所含的全部氨基酸残基的种类、数目和排列顺序以及其中的二硫键。一级结构是二级以上结构的特定构象形成的基础,也决定了蛋白质和多肽的生物活性。在一级结构的基础上形成二级结构的单元如 α 螺旋、β 折叠、β 转角和无规则卷曲,以及由二级结构单元构成的超二级结构。肽因为氨基酸数目较少,无法构建更为复杂的空间结构,而蛋白质会进而形成三级结构,甚至四级结构。如人胰岛素在刚合成的时候是 1 条完整的多肽链,包含 A、B 和 C 3 段肽链,其中 C 段位于 A 段和 B 段中间,经过加工后去除 C 段,只保留不相连的 A 段和 B 段,而 A 和 B 两段独立的多肽链通过二硫键连接,再形成特定的空间排布,从而形成三级结构。同时,还有一些蛋白质因为存在独立的亚基,因而可以形成四级结构。

2. 氨基酸、肽和蛋白质的营养学关系 传统营养学观点认为,蛋白质作为具有高度特异性的大分子,不能被直接吸收,而机体要对蛋白质进行吸收,只能将其完全分解成氨基酸,进而以游离氨基酸的形式进行吸收。但大量研究事实证明,蛋白质最终以氨基酸形式吸收的只占很少一部分,绝大多数是以小分子肽的形式吸收。

(1)氨基酸的吸收:人体在吸收氨基酸过程中,氨基酸是一个一个被吸收的,是一种主动运输过程,需要消耗较多能量,而且相同构造的氨基酸之间还存在拮抗竞争关系。氨基酸之间的拮抗是指在食物中因为某些氨基酸浓度过高,会影响其他氨基酸的吸收和利用,从而使氨基酸的利用率降低的现象。拮抗现象的机制是:在肠道吸收氨基酸的过程中,结构相似的氨基酸通过相同的转运载体进行转运,从而存在载体蛋白的竞争;肾小管重吸收过程中同样存在转运载体的竞争;在代谢过程中出现相关酶活性的变化等。常见的氨基酸之间的拮抗有赖氨酸与精氨酸的拮抗;亮氨酸、异亮氨酸和缬氨酸的拮抗;苏氨酸、甘氨酸、丝氨酸和蛋氨酸的拮抗;苏氨酸、苯丙氨酸、色氨酸和组氨酸的拮抗等。氨基酸在肠道的吸收除了有拮抗竞争之外,还会形成较高的渗透压,对身体造成不良影响。

(2)肽的吸收:相对于氨基酸的吸收来说,肽在吸收过程中是数个被一起吸收,并且相同的肽之间没有竞争和抑制关系。人体对肽的吸收和代谢速度比对游离氨基酸的吸收和代谢速度快,吸收之后利用肽合成蛋白质的利用率比氨基酸高 25%。肽的吸收机制不同于氨基酸。肽与游离氨基酸在体内有不同的吸收体系,转运肽的是 H^+ 依赖性载体,而氨基酸通过 Na^+ 依赖性载体介导在小肠黏膜吸收,两者不存在竞争关系。人体消化道中存在独立的肽酶反应,肽的渗透压较氨基酸低,使得肽的吸收具有耗能低甚至不耗能和载体不易饱和的特点;肽能以完整的形式被机体吸收,吸收之后可以直接介入血细胞、神经细胞、生殖细胞和上皮细胞,行使调节机体的功能。因而人体对肽的吸收利用比对氨基酸的吸收利用更高效。

蛋白质是具有高度特异性的生物大分子,其分子量一般超过 10 000Da,表面存在较多的抗原决定簇,存在抗原特性,且其结构稳定,自我保护较好,不易被破坏或排除,当其与免疫细胞接触时,发生免疫反应并产生相应抗体或致敏淋巴细胞。肽的分子量较小,因而具有低抗原性或无抗原性。虽然肽的结构简单,但其活性却很强,且容易被修饰加工,因而在药物的开发利用中有蛋白质无可比拟的优势。

蛋白质是生物体不可或缺的组分,机体正常生理活动的进行离不开蛋白质的作用,因此我们必须从食物中摄入蛋白质。但是过量蛋白质的摄入也会对人体产生一些不良影响,这是因为蛋白质在人体内分解时会产生氨、酮酸及尿素等,这些代谢物质的积累会对人体产生副作用,会增加肝细胞的负担,容易引起消化不良,甚至影响肾功能。大量研究表明,食用过量的蛋白质会增加患恶性肿瘤的风险,如直肠癌、胰腺癌、肾癌和乳腺癌。此外,食用动物蛋白过多,有诱发心脏病的风险。肽摄入后不会引起营养过剩,而且还可以调节人体的营养平衡。

相对于蛋白质,肽在吸收利用方面具有天然优势:在人体中,小分子肽可以 100% 被吸收,并且吸收速度快,耗能低;肽被吸收进入人体之后,可以直接参与蛋白质的合成,且其合成效率较游离氨基酸高很多;肽在吸收的同时,可以促进机体对氨基酸的吸收,而对其混合物的吸收是机体吸收蛋白质营养的最佳机制;对于氨基酸代谢病,肽中虽然含有相关氨基酸,但在吸收过程中不受限制,从而可以有效弥补氨基酸的缺失;肽与矿物离子结合形成螯合物,可增加其水溶性,从而促进矿物质的吸收;被吸收的肽进入神经细胞,可以作为神经递质,促进消化道分泌消化酶;肽被吸收进入消化道上皮细胞,调节细胞的生理活动,维持黏膜的结构和功能正常。所以对机体来说,肽的吸收和利用,比游离氨基酸和蛋白质都有优势。

3. 氨基酸、肽和蛋白质的功能关系　氨基酸作为构成蛋白质大分子的基本单位,在机体中不能单独行使生理功能,只能在食物中被消化吸收后,或机体合成后,作为基本单位合成肽或者蛋白质而行使功能,或者经过加工形成衍生物而起特定作用,如多巴胺、儿茶酚胺和甲状腺激素。另外,在机体严重营养不良的情况下,氨基酸可以作为能源物质在线粒体中彻底氧化分解生成能量提供给机体。

生物活性肽是人体中最重要的活性物质之一,在人体的生长发育、生殖、新陈代谢、衰老及死亡中扮演着重要角色。人体中常见的生物活性肽主要包括下丘脑 - 垂体肽激素、消化道激素、其他激素和活性肽。作为神经内分泌调节系统,下丘脑和垂体分泌较多的调节激素,主要为促肾上腺皮质激素(ACTH)、促性腺激素释放激素(GnRH)、促甲状腺素释放激素(TRH)、生长激素释放激素(GHRH)、生长激素释放抑制激素(GHIH)、抗利尿激素(ADH)、催产素(oxytocin)、催乳素释放激素(PRH)、催乳素释放抑制素(PRIH)、促黑素抑释素(MRIH)和促黑素释放素(MRH)等等。消化道激素除在消化道中存在外,也存在于大脑和外周神经系统中,此类激素称脑肠肽。常见的消化道激素有促胃液素(gastrin)、促胰液素(secretin)、胆囊收缩素(CCK)、胃动素(motilin)、血管活性肠肽(VIP)和神经降压肽(NT)等等。其他激素和活性肽主要包括胸腺素(thymosin)、胰岛素(insulin)、胰高血糖素(glucagon)、降钙素(calcitonin)、内啡肽(endorphin)、脑啡肽(enkephalin)和谷胱甘肽(GSH)等等。这些生物活性肽调节人体正常的生理功能,如果缺失或减少,将导致疾病的发生。

　　自然界中蛋白质的种类极为繁多,不同的生物都具有功能上类似的蛋白质,但由于其抗原决定簇的存在和功能区存在的氨基酸残基差异,所以不能被直接利用。而具有生物活性的寡肽,因为分子较小,不存在抗原性,应用于机体后不会发生免疫排斥反应,从而广泛应用于医药工业,目前已有大量活性肽类药物投入临床。我们列举生物活性肽的主要生理功能,并在后续章节中进行详细介绍:干扰素(IFN)和白介素(IL)等生物活性肽能够激活和调节机体免疫反应能力,使人体外周血淋巴细胞的增殖能力提高,从而起到增强免疫力的作用;活性肽具有抗感染功能,如生物细胞内基因编码、经特定外界条件诱导产生的一类具有生物活性的抗菌肽(antibiotic peptide),具有分子量小、强碱性、热稳定和广谱抗菌的特点,对细菌、真菌、病毒、支原体、衣原体、寄生虫、螺旋体和癌细胞有杀伤作用,还具有免疫调节、激素调节及促进伤口愈合等作用;血管紧张素转换酶抑制药(ACEI)是一种降血压肽,是治疗高血压的有效药物;某些活性肽可以抑制对脂类的吸收,并提高脂质代谢,具有降血脂作用。(表 1-3)

表 1-3　抗生素的来源与代表种类

来源	种类
哺乳动物来源抗菌肽	α-防御肽(α-defensin)和β-防御肽(β-defensin)
两栖动物来源抗菌肽	爪蟾抗菌肽(magainin)
昆虫来源抗菌肽	杀菌肽(cecropin)
水产生物来源抗菌肽	鲎抗菌肽(tachyplesin)
植物来源抗菌肽	含硫蛋白(thionin)
细菌来源抗菌肽	细菌素(bacteriocin)
病毒来源抗菌肽	病毒抗菌肽
合成抗菌肽	阳离子抗菌肽

苦瓜多肽具有降血糖的功效,又称植物胰岛素,通过抑制小肠黏膜 α- 葡糖苷酶活性,减少葡萄糖摄入;机体疲劳时,因生物活性肽具有易被吸收利用的特点,故服用生物活性肽就能迅速地补充体内缺乏的活性物质和营养,从而改善细胞新陈代谢,恢复机体各系统正常生理功能,消除疲劳;来源于海洋生物、两栖动物和植物的天然肿瘤抑制肽,已应用于临床,如从海绵中分离出来的环肽对喉上皮组织癌细胞具有一定抑制作用,从牡蛎中分离出来的低分子肽可明显抑制胃腺癌和肺腺癌细胞的生长和分裂增殖;有些小肽能促进矿物元素的吸收;动物脑内发现具有镇痛效果的内啡肽,其后陆续发现其他阿片活性肽如脑啡肽、生长抑素、缓激肽和促甲状腺素释放激素等神经活性肽,它们除具有镇痛作用外,还具有调节体温、心血管和呼吸的功能。

人体内的蛋白质有十几万种,以执行不同的功能。根据功能可以将蛋白质进行分类:结构蛋白,如角蛋白和胶原蛋白;伸缩蛋白,如肌动蛋白和肌球蛋白;防御蛋白,如免疫球蛋白;贮存蛋白,如酪蛋白;运输蛋白,如血红蛋白;激素蛋白,如胰岛素;信号蛋白,如细胞膜受体蛋白;酶,如唾液淀粉酶。这 8 类蛋白分别执行不同的功能,且主要由其上的肽段来完成,如细胞膜受体偶联的 G 蛋白,在被信号分子激活后,其中 1 条多肽链激活效应器,从而调节细胞生理活动。

随着对生物活性肽研究和认识的深入,人们越来越意识到其重要性。人们已经能够利用体外酶解和生物工程方法,从动、植物和微生物中分离出多种多样的生物活性肽,并开发成食品和药品,用于免疫调节、促进生长发育、抗血栓、抗高血压、降血脂、抗感染、抗癌、抗氧化和清除自由基,改善元素吸收和矿物质运输,从而保障人体功能的正常运转。

🌿 参考文献 ▶▶▶

［1］靳利娥,刘玉香,秦海峰,等 . 生物化学基础［M］.2 版 . 北京:化学工

业出版社,2019.

[2] 李勇.生物活性肽研究现况和进展[J].食品与发酵工业,2007,33(1):3-9.

[3] 李勇.肽临床营养学[M].北京:北京大学医学出版社,2012.

[4] 罗永康.生物活性肽功能与制备[M].北京:中国轻工业出版社,2019.

[5] 王立晖.生物活性多肽特性与营养学应用研究[M].天津:天津大学出版社,2016.

[6] 崔奕,王平,黄赤夫.抗菌肽的基因工程研究及应用[J].中南林业科技大学学报,2011,31(7):209-216.

[7] 程福亮,韩文瑜,雷连成.抗菌肽生物活性及其影响因素的研究进展[J].中国生物制品学杂志,2007,20(7):539-542.

[8] 刘慧,冯志彪.抗氧化肽的研究进展[J].农产品加工,2009(7):64-65,67.

[9] 赵谋明,任娇艳.食源性生物活性肽结构特征与生理活性的研究现状与趋势[J].中国食品学报,2011,11(9):69-81.

[10] 贺福初.大发现时代的"生命组学"(代序)[J].中国科学:生命科学,2013,43(1):1-15.

[11] 邹远东.酶法多肽:人类健康卫士[M].北京:知识产权出版社,2015.

[12] Lodish H,Berk A,kaiser CA,et al. Molecular Cell Biology[M]. 7th Edition.New York:W.H.Freeman and Company,2013.

[13] Hartmann R,Meisel H.Food-derived peptides with biological activity:from research to food applications[J]. Curr Opin Biotechnol,2007,18(2):163-139.

[14] Sharma S,Singh R,Rana S.Bioactive peptides:A review[J]. International Journal Bioautomation,2011,15(4):223-250.

[15] Wang X,Yu H,Xing R,et al. Characterization,preparation,and purification of marine bioactive peptides[J].Biomed Res Int,2017:9746720.

[16] Jucker M,Walker LC. Self-propagation of pathogenic protein aggregates

in neurodegenerative diseases[J]. Nature, 2013, 501 (7465): 45-51.

[17] Abisambra JF, Jinwal UK, Blair LJ, et al. Tau accumulation activates the unfolded protein response by impairing endoplasmic reticulum-associated degradation[J]. J Neurosci, 2013, 33 (22): 9498-9507.

第二章

生物活性肽

作为一切生命的物质基础,蛋白质在物质运输、生物化学反应催化、代谢调节等生命活动中发挥着巨大作用,是生命活动的主要承担者。氨基酸是组成蛋白质的基本单位。然而近年来随着生命科学与现代生物技术的发展,一种介于氨基酸和蛋白质之间的生物化学物质被发现并不断被深刻认识,它由肽键结合 2 个以上的 α 氨基酸而形成,这种物质叫做肽。其中可以直接参与机体生理活动的特殊肽分子称做生物活性肽,简称活性肽。本章将着重介绍生物活性肽的来源、分类、主要功能以及制备方法。

第一节 生物活性肽的来源

生物活性肽是广泛存在于生物体内的具有生理活性的重要物质。随着人们对生物活性肽的代谢机制和生理功能的认识逐步深入,尤其是活性肽结构鉴定和分离纯化技术的发展,被开发出来的活性肽越来越多。目前,被广泛应用的生物活性肽主要包括动物来源、植物来源和微生物来源三大类。

一、动物来源

乳蛋白活性肽和胶原蛋白活性肽是目前研究较为成熟的两类动物来源活性肽。

天然乳汁和其酶解产物中都含有大量生物活性肽。一方面，动物的长期进化过程使得天然乳汁中存在大量的生物活性肽，多数为生长因子类，如转化生长因子（transforming growth factor，TGF）、表皮生长因子（epidermal growth factor，EGF）、胰岛素（insulin）以及神经生长因子（nerve growth factor，NGF）。另一方面，酶解反应可以释放并激活乳蛋白中的生物活性肽，包括抗菌肽（antimicrobial peptide，AMP）、免疫促进肽（immunostimulating peptide）、降血压肽（antihypertensive peptide）、酪蛋白磷酸肽（casein phosphopeptide，CPP）等。

动物的骨、肌腱、肌膜、韧带、软骨和皮肤中都含有大量的胶原蛋白。胶原蛋白可以支撑器官和保护机体，是结缔组织中极其重要的一种蛋白质。胶原蛋白来源的生物活性肽具有抑制血小板凝结活性，并且在抗氧化、抗肿瘤、保持皮肤水分和祛除黄褐斑等方面效果显著。胶原蛋白活性肽具有良好的保湿性，在护肤品行业深受青睐。同时，胶原蛋白活性肽又具有易消化吸收、低过敏性等特性，在保健食品行业中的前景也十分广阔。近年来，也有开发者利用胶原蛋白活性肽增加骨密度的功能，将其制成骨健康保健品，用来预防和治疗骨质疏松症。

二、植物来源

近年来，低脂肪、无胆固醇的植物多肽得到了国内外学者的关注。植物来源多肽，开发潜力巨大，具有免疫调节、抗病毒、抗菌、抗氧化等功能，多被制成药物及保健品；也有些植物来源的多肽以生物制剂的形式应用于医药生物领域，如参与化合物合成以及某些特异性反应。增加植物蛋白多肽的摄入，可有效降血压、降血糖，还可以预防心血管疾病。

目前研究较多的植物来源多肽是大豆肽和玉米肽。

大豆肽能够预防心血管疾病。在大豆肽的作用下，胆汁酸分泌增加，血胆固醇浓度下降，低密度脂蛋白受体活性增强，低密度脂蛋白颗粒氧化速度减慢。大豆肽还可以抑制血小板聚集,降低 5- 羟基色胺含量,从而抑制血栓形成,防止血管痉挛。在预防和缓解某些疾病方面,大豆肽具有不可忽视的价值,且其作为重要的优质蛋白质来源在食品工业领域具有广阔的应用前景,尤其是其预防心血管疾病的功效受到国内外研究人员的广泛关注。

玉米是禾本科一年生草本植物,又名苞谷、苞米棒子、玉蜀黍、珍珠米等。我国玉米年产量高达 2 亿多吨。玉米肽是玉米蛋白中的特殊肽段,可发挥多种功能和生物活性。玉米肽具有抗氧化、抗高血压、保肝、抗癌等作用。近期,研究者发现玉米肽能够有效促进酒精代谢,而利用这一特性研制出的醒酒产品广受好评。

三、微生物来源

微生物来源的生物活性肽多集中在海洋动植物中。越来越多的实验证明,海洋微生物是海洋动植物活性物质的真正来源,因而海洋微生物被认为是最具开发前景和可持续利用的新药源,成为当今世界药物研发的热点,并取得了丰硕的成果。

海洋生物因其特殊的生态环境,与陆地生物相比,具有独特的代谢途径、新颖的化学结构以及特殊的生物活性。海洋微生物来源的活性物质主要包括生物碱类、肽类、大环内酯类、甾体类、萜类、聚酮类等。现已证明,微生物来源的海洋生物活性肽具有抗肿瘤、抗真菌、抗病毒、抗艾滋病,以及调节内分泌和神经系统等生理活性。

第二节　生物活性肽的分类

目前,业界没有较为统一的生物活性肽分类方法,其中根据生物活性肽的来源、功能和取材 3 个指标进行分类的方法较为常用。

(一) 根据功能分类

根据功能可将生物活性肽分为生理活性肽(physiologically active peptide)和食品感官肽(peptide with sensory propertie)。

生理活性肽是沟通细胞间与器官间信息的重要信使,通过内分泌等作用方式调节生长、发育、代谢、繁殖等生命过程,主要包括矿物元素结合肽、抗菌肽、神经活性肽以及免疫调节肽。酪蛋白磷酸肽(CPP)是目前研究较多的矿物元素结合肽,可结合多种矿物元素从而形成可溶性磷酸盐。CPP 肽链的长短不一,但是都含有核心结构——磷酸丝氨酸和谷氨酸族。酪蛋白磷酸肽与矿物元素结合,充当了这些矿物元素特别是钙在体内的运输载体,因而能够促进小肠和骨骼对钙的吸收,促进生长期儿童的发育。对于抗菌肽,热稳定性较好,常与抗病毒肽联系在一起,包括环形肽、糖肽和脂肽。神经活性肽包括内啡肽、脑啡肽和其他调节肽,能够调控人的呼吸、体温和情绪。免疫调节肽能够刺激巨噬细胞的吞噬能力,抑制肿瘤细胞生长,在临床上应用较多。

许多小分子活性肽具有食品感官功能,对于食品风味起着重要作用,如产生酸、甜、苦、咸以及其他特殊风味,这种活性肽叫做食品感官肽。甜味肽的典型代表是二肽甜味素和阿力甜味素,且与其他甜味素相比,它们的味道更佳,安全性更高,热量更低。酸味肽由酸性氨基酸组成,如由谷氨酸钠盐和天冬氨酸钠盐组成的二肽和三肽。碱性二肽如鸟氨酸 -β- 丙氨酸呈现出强烈的苦味,鸟氨酸酰基 -β- 丙氨酸 - 氢氯化物表现出咸味。风味增强肽可以掩蔽食品不适风味,增强食品舒适风味。

(二) 根据来源分类

根据来源可将生物活性肽分为内源性生物活性肽(endogenous bioactive peptide)和外源性生物活性肽(ectogenous bioactive peptide)。

内源性生物活性肽是指机体内天然存在的生物活性肽,大体分为以下几类:①体内一些重要内分泌腺分泌的肽类激素,如促生长激素释放素、促甲状腺激素、胰岛素样生长因子、胸腺肽、脾肽等；②血液或组织中产生的组织激肽，如缓激肽、胰激肽；③神经肽，这类活性肽常作为神经递质或神经调节因子调节机体活动；④抗菌肽，这类活性肽多由昆虫、微生物、植物等生物体产生。

外源性生物活性肽是指非机体自身产生，以肽的形式被吸收后产生生物活性的一类物质，如乳源性表皮生长因子和转化生长因子。该类活性肽进入机体后可转化为其他形式的肽，常用的转化方式多为磷酸化作用、酰基化作用以及糖基化作用。外源性生物活性肽与内源性生物活性肽的活性中心序列相同或相似，要想具有与内源性生物活性肽相同的功能，可以通过与肠道受体直接结合或者进入机体血液循环这两种调节机体活动的方式实现。

（三）根据取材分类

根据取材可将生物活性肽分为海洋生物活性肽（marine bioactive peptide）和陆地生物活性肽（terrestrial bioactive peptide）。

海洋生物活性肽是海洋生物免疫系统长期进化而来的一类蛋白分子，在宿主防御系统中有关键作用。海洋生物活性肽功能多样、特异性强、毒副作用小，目前已广泛应用于抗菌、抗炎以及抗肿瘤药物的研发。我国从 1960 年左右开始研究海洋生物活性物质，至今已发现 2 000 余种具有生理及药理作用的化合物。截至 2017 年，国内海洋药物的研究者共发现了具备药物价值的海洋生物活性肽 700 多种。海洋生物活性肽主要分为两大类：一类是海洋生物中天然存在的活性肽，如鱼类肽、海葵肽、海藻肽、贝类肽及鱼精蛋白肽等；另一类是海洋生物蛋白质酶解产生的肽，如分离虹鳟鱼皮得到的核蛋白肽，分离海洋放线菌得到的环二肽类衍生物。

陆地蛋白来源丰富，品种繁多，功能多样，提供了人类所需的 80% 以上的蛋白质。迄今为止，许多陆地生物活性肽如大豆肽、玉米肽、乳蛋白活性肽、胶原蛋白活性肽等已进行了大量的体外试验、动物实验和临床实验,其生理功能研究已取得一些成果,逐步投入了工业化生产。其他蛋白酶解肽有花生肽、血肽,以及从畜禽可食用副产品中制备的肽,如心肽、脑肽、肝肽、肺肽、脾肽、肾肽、骨髓肽。来源于陆地蛋白酶解产物的活性肽可进一步分为植物肽类和动物肽类,其中植物肽类中最具代表性的是大豆肽和玉米肽。大豆肽和玉米肽具有抗氧化、抗高血压、保肝、抗癌等作用。动物肽类中研究较多的是胶原蛋白活性肽和乳蛋白活性肽等,其中胶原蛋白活性肽在抗氧化方面作用显著。乳铁蛋白是一种天然铁结合糖蛋白,广泛分布于哺乳动物的乳清和大部分生物体液中。人体摄入的乳铁蛋白经蛋白酶水解后,主要以肽的形式被消化吸收,从而发挥其抗菌、抗肿瘤、降血压、抗炎和免疫调节等生理功能。

第三节 生物活性肽的制备方法

常见的生物活性肽制备方法有蛋白酶水解法和微生物发酵法。蛋白酶水解法因其温和的酶解条件和产物分子量的可选择性成为目前最常用的生物活性肽制备方法。微生物发酵法制备的生物活性肽多来源于食品。与蛋白酶水解法相比,微生物发酵法更加安全,同时微生物可以降低生物活性肽的苦味,增加风味。发酵菌株的选择是微生物发酵法制备生物活性肽的关键。

一、蛋白酶水解法

蛋白酶水解法是利用水解酶水解蛋白质特定的肽键,产生多肽片段的一种生物活性肽制备方法。本法有两个显著的优点:一是酶解条件较温和,可以保证结果的重复性,而其他方法制备时有机溶剂易残留在产品中;二是酶解技术可通过控制酶切位点进而控制所得产物的分子量,产物选择性较高。蛋白酶水解法也有一定的局限性,如必须使用合适的酶,实验所需的温度条件、pH 条件必须精准确定。

　　蛋白酶的选择是蛋白酶水解法制备生物活性肽的关键。实验正式开始前,需要根据原料的组成和酶的专一性,对蛋白酶进行筛选。根据不同水解方式,可将常用蛋白酶分为内切酶和外切酶。内切酶可以作用于蛋白质分子内部的肽键,多为动物蛋白酶,如胰蛋白酶、胃蛋白酶、胰凝乳蛋白酶等。外切酶能从多核苷酸链的一端开始按序催化水解 3,5- 磷酸二酯键,降解核苷酸,其中作用于氨基末端的是氨肽酶,作用于羧基末端的是羧肽酶。同时,外切酶能够水解出处于肽链末端的疏水氨基酸,从而降低多肽的苦味。

　　截至目前,应用较多的是单酶水解法和复酶水解法。

　　单酶水解法是利用一种蛋白酶对蛋白质进行水解的方法。本法酶解条件易于控制,但产生的肽类物质因 N 末端或 C 末端氨基酸特定而具有单一性。目前多以水解度、多肽得率、体外抗氧化活性等为指标,对底物浓度、酶解时间、pH、加酶量等单酶酶解条件进行优化。也有研究将不同蛋白酶酶解的效果进行对比,挑选单酶水解所需的最佳蛋白酶。

　　复酶水解法是通过 2 种或 2 种以上的混合酶对蛋白质进行水解的一种方法。由于复酶含有多种酶,也就含有多个酶切位点,因此,本法可产生具有多种 C 末端及 N 末端的多肽,克服了单酶水解产生的多肽末端氨基酸单一的缺点。此外,复酶水解可更完全地水解蛋白质,但也存在酶的最佳酶解条件不易控制等缺点。复酶水解法研究较多的是多种酶的比例,一般以 2 种酶居多。如复酶水解法制备大鲵多肽,先通过单因素实验证实了风味蛋白酶酶解效果最好,中性蛋白酶酶解效果次之,然后以风味蛋白酶的最佳添加量复合中性蛋白酶的添加量进行响应面实验,得到最佳酶解工艺条件为:风味蛋白酶添加量 6 000U/g,中性蛋白酶添加量 6 000U/g,初始 pH 6.86,酶解温度 55 ℃,酶解时间 3 小时,料液比(w/w)1∶8。在此最佳条件下大鲵多肽得率达 90.28%。

　　尽管多肽的制备方法有很多,但是每种方法都各有利弊。

就目前应用较多的蛋白酶水解法来说,其具有天然、易控制、效果佳等优点,但是寻找合适的酶以及研究适当的酶解条件对于多肽高纯度、大批量的工业化生产仍至关重要。

蛋白酶水解法制备生物活性肽成品的一般工艺流程见图 2-1。

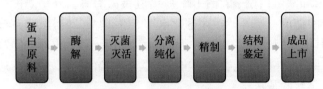

图 2-1 蛋白酶水解法制备生物活性肽成品的工艺流程

二、微生物发酵法

采用微生物发酵法制备生物活性肽,可省略微生物蛋白酶提取纯化步骤(将微生物接种于原料上后,直接利用微生物自身产生的酶生成活性肽)。与蛋白酶水解法相比,微生物发酵法安全性高、成本低、产品口感好。原因在于,人体可通过食用发酵食品的方式直接摄入生物活性肽,既方便又安全;同时,本法可舍去蛋白酶水解法中的分离纯化步骤,大大降低了成本;再者,本法不会产生苦味肽(苦味肽由大量疏水氨基酸构成,口感较苦,风味较差)。

截至目前,常用的微生物发酵法有固态发酵和液态发酵。

固态发酵需先扩大培养合适的菌种,最终得到产量高、活性高且抗杂菌的发酵基团。混合经灭菌调制处理后的原料与上述发酵基团,开始发酵生产。因固态发酵是需氧型发酵,物料厚度需均匀适当,以保证氧气的顺利进入。发酵过程中会产生一定热量,需经常翻动。固态发酵的劣势在于发酵过程会接触到外界空气,易受外界杂菌的污染。因此,固态发酵时需提供足够的营养,以保证菌母绝对的生长优势,从而抑制杂菌。

液态发酵分为单菌发酵和复合菌种发酵。单菌发酵选用 1 种细菌或真菌进行发酵。复合菌种发酵选用细菌和真菌进行混合发酵。与单菌发酵相比,复合菌种发酵集合了细菌和真菌的双重优点,发酵速度更迅速、发酵程度更彻底,产生的蛋白酶活性更强,酶系也更丰富。因此,采用复合菌种发酵制备生物活性肽的研究前景十分广阔。相比于固态发酵,液态发酵周期短,生产效率高,菌种生长状况好,更适合工业化生产。

不同微生物内存在不同的蛋白酶系,且产酶的种类和数量与生产条件有极大的关系。菌种不同,发酵效果也就不同,要想充分发挥发酵优势,需根据各菌种生理特性筛选出最优发酵条件。在微生物发酵法中,并不是发酵菌种越多越好,这是由于不同菌种之间存在一定的相互拮抗作用。实验中可通过调控所选菌种的比例和添加量来降低拮抗作用。

相对于蛋白酶水解法,微生物发酵法可产生多种蛋白酶,避免了单一酶类水解不彻底的问题。同时,用快速繁殖菌类代替酶解中的纯化过程,大大降低了生产成本。微生物发酵法生产过程中没有附加条件,不会给产物带来过多的无机盐,而且植物原料的发酵副产品可用作饲料,促进了资源的循环利用,减少了浪费。微生物发酵法可以修饰和重组某些苦味肽基团,使终产物生物活性肽能达到基本无苦味,运用到保健食品领域后,消费者更容易接受。在微生物发酵过程中进一步添加乳酸菌、酵母菌或醋酸杆菌等有益菌,可产生香味,改善发酵产物的味道。用可食用的动植物蛋白作发酵原料,控制不同的发酵条件,最终可生产出多种安全可靠的生物活性肽。正所谓"药食同源",这些生物活性肽更有利于人体消化和吸收,具有非常广阔的应用前景。

三、生物活性肽的分离纯化

在生物活性肽的研究中,某种生物活性肽的纯度对其物理性质、化学性质、结构鉴定以及生物活性都有很大的影响。此外,纯度越高,生物活性肽的效果与安全性越有保障。提取制备生物活性肽的原料产物均常为杂质较多、成分复杂的天然产物,因此生物活性肽的分离纯化在实验室研究和工厂产品生产中显得尤为重要。分离纯化方法可根据分子量、极性、等电点等性质选择。下面将介绍 6 种常见的分离纯化方法。

(一)反相高效液相色谱法

反相高效液相色谱法(RP-HPLC)的固定相为表面非极性载体,流动相为比固定相极性强的溶剂。非极性或者弱极性的多肽分子会与非极性的固定相(十八烷基键合硅胶)的官能团结合,这种缔合会由于流动相极性的变化而发生下降,溶质分子从而被洗脱分离。反相高效液相色谱法具有分辨率高、灵敏度强、分离效果好、操作简便的特性,与凝胶过滤层析和离子交换层析相比,有效缩短了分离时间。但本法也存在仪器设备昂贵,洗脱溶剂(为有机溶剂)容易污染环境,对于亲水性小分子多肽保留不足等缺点。采用 RP-HPLC 对多肽进行分离时,首先要确定的是目标多肽在色谱柱上的保留情况。白泉等在其研究中,用反相高效液相色谱法分离纯化了 32 肽和 21 肽两种化学合成多肽。在用分析型反相液相色谱法(RPLC)色谱柱制备多肽样品的过程中,研究者对进样量和洗脱梯度进行了选择。每次进样量为 5mg,在最优化色谱条件下,用 RPLC 一步就可对 21 肽进行分离纯化,且其纯度达 98.6%。而 32 肽由于样品组分更加复杂,RPLC 一步纯化后其纯度仅 80%。通过对色谱分离条件的再次优化,对 32 肽进行二次分离纯化,纯度达到 96.4%。

(二)凝胶过滤色谱法

凝胶过滤色谱法(GFC)是根据被分离混合物分子量不同,阻滞作用就不相同这一性质而进行分离的一种技术。具有网状结构的凝胶起到分子筛的作用,不同组分粒径不同,分子量不同,洗脱时间也就不同。在分离过程中,小分子可以钻入凝胶颗粒的孔洞中,因而花费的洗脱时间较长;相反,大分子物质无法进入凝胶颗粒的孔洞,洗脱时就能较快洗出。

凝胶过滤色谱法完全基于样品的分子量进行分离,是所有色谱技术中操作最简单、条件最温和的方法。与其他方法相比,本法还具有样品回收率高、实验重复性好、操作时间短、设备简单经济等优点。在使用过程中,许多实验需要多种分离纯化步骤共同协作,才能达到更好的效果。如以新疆塔里木马鹿茸干品为原料,粉碎后经醋酸-醋酸钠(pH 3.5)缓冲液浸提,再经醇沉、超滤、离子交换色谱、Superdex G30 凝胶过滤色谱和反相色谱纯化多肽。分离纯化得到的多肽 CAP 经基质辅助激光解吸电离飞行时间质谱仪(MALDI-TOF-MS)检测,分子量为 6804;通过与液相色谱-串联质谱(LC-MS/MS)及相关数据库比对发现,CAP 为一种新的肽。

(三)离子交换色谱法

离子交换色谱法(IEC)使多肽样品离子(阴性离子或阳性离子)与固定相中带相反电荷的基团通过静电作用结合,然后使用不同离子强度或 pH 的洗脱液洗脱,基于不同蛋白质和多肽的电荷性质不同,蛋白质和多肽的洗脱时间也就不同,而达到分离纯化目的。常用的两种离子交换色谱分别为阳离子交换色谱和阴离子交换色谱,它们的区别在于所使用的离子交换柱不同。有研究者将阳离子交换色谱法与其他分离纯化方法联合使用,先采用胰蛋白酶酶解麦胚蛋白,得到降血糖多肽,并进行降血糖动物实验,然后用 732 型阳离子交换树脂进行离子交换,经 Sephadex G-25 和 Sephadex G-15 分离、反相高效液相色谱分离后,得到了高活性肽段组分。

(四)膜分离技术

膜分离技术以天然或人工合成的滤膜为分离介质,以外界能量或化学位差为推动力,利用不同滤膜的孔径不同这一特性,对混合物料进行分子量截留筛分。根据滤膜孔径大小的不同,膜分离技术可分为超滤(UF)、微滤(MF)、纳滤(NF)、电渗析(ED)等不同类型。

超滤(UF)是一种操作方便、设备简单的分离小分子物质的常用方法。超滤主要利用膜两端的压力差进行推动,截留蛋白质及多肽。超滤能够节约材料,提高多肽与蛋白质的纯度,保留多肽与蛋白质的生物活性,但也有一些弊端,如超滤只适合初分离,不适用于分离具体某一种多肽。目前,超滤技术的发展集中在高选择性、高稳定性的新型膜分离材料和新型超滤方法的研发上。应用微滤和纳滤分离多肽时,常与超滤联合使用。

膜分离一般在常温下进行,且过滤过程中不发生化学反应,不需要额外加入化学试剂。与色谱技术相比,膜分离技术更适合物质的大量分离。然而膜分离技术之所以适用范围不大,主要在于滤膜的价格不菲且很容易污染、堵塞,这将大大缩短膜的使用寿命。因此,膜分离技术的发展研究应重点放在污染率低、选择性高的滤膜的开发上。

(五)电泳技术

电泳(EP)是根据多肽所带电荷及自身分子量不同,在电场作用下会表现出不同的电泳行为这一特性,进行多肽分离的一种方法。其中,SDS 聚丙烯酰胺凝胶电泳(SDS-PAGE)可分离不同分子量的蛋白质;双向电泳(2-DE)进行了 2 次方向互相垂直的电泳,可将具有不同等电点、分子量的蛋白质在二维空间内分开,且分辨率极高;毛细管电泳(CE)是一种在传统电泳技术基础上改良发展起来的电泳技术,具有分离速度快、用样量少等优点,无论是在实验室阶段还是在成品生产阶段都广受欢迎。常用的毛细管电泳(CE)有毛细管等电聚焦电泳、毛细管凝胶电泳、毛细管等速电泳、毛细管区带电泳等。电泳技术分离速度快,分离效果好,分辨率高,选择性强,单独使用或与其他分离方法联合使用,均有不错的分离效果,但可能会导致多肽活性降低。

(六)亲和层析

亲和层析(AC)将具有特殊结构的亲和分子制成固相吸附剂放置在层析柱中,当多肽或蛋白质混合液通过层析柱时,与吸附剂具有亲和能力的蛋白质会被吸附滞留在层析柱中,而没有亲和能力的蛋白质将直接流出,从而将不同的蛋白质分离开,然后使用合适的洗脱液将被结合的蛋白质洗脱下来。亲和层析分为 DNA 亲和层析、免疫亲和层析、金属亲和层析等。亲和层析的最大优势在于特异性强、分辨率高,对不稳定活性物质也有较好吸附效果,且可重复使用。由于亲和层析特异性强,故理论上目标多肽只需要通过一步分离纯化就可得到。本法在使用和制备配体之前,需要对待分离多肽的分子结构和生物活性有充分的了解。

色谱、膜分离、电泳等现代分离纯化技术都具有自己独特的优势,目前已成为生物活性肽分离纯化的主流技术,得到业界广泛的认可。但这些分离纯化技术仍处于不断发展改良的阶段,而随着新理论、新材料和新思路的涌现,这些分离纯化技术定会获得更加充分的发展,在生物活性肽分离方面发挥无可估量的潜力。

四、生物活性肽的鉴定方法

(一)质谱法

质谱法(mass spectrometry,MS)是一种通过测量离子荷质比鉴定化合物的分析方法。本法的基本原理是利用质谱仪轰击多肽,使试样中各组分在离子源中发生电离,生成不同荷质比的带正电荷的离子,然后根据其荷质比的不同进一步分析样品化合物的成分和结构。目前,质谱法鉴定蛋白质主要用于测定蛋白质一级结构,如蛋白质的分子量、多肽中氨基酸的排列顺序以及二硫键的数目和位置。

常用的质谱法大体可分为四极杆 - 静电场轨道阱高分辨质谱法(Q-Exactive)、基质辅助激光解吸电离质谱法(MALDI-MS)以及电喷雾电离质谱法(ESI-MS)。

四极杆 - 静电场轨道阱高分辨质谱法(Q-Exactive)将高选择性的四极杆母离子和高分辨率的质量检测器结合起来,具有高分辨率、高选择性以及高灵敏度的特点,提供了出色的性能,可快速准确地识别多肽信息。

电喷雾电离质谱法(ESI-MS)通过静电作用使被测物以雾状液滴的状态从高压细针孔射出,液滴逐渐被裂分成$[MH]^+$、$[M_2H]^{2+}$,然后根据 m/z 值在数据库中进行检索,即可分析得到多肽氨基酸序列。

基质辅助激光解吸电离质谱法（MALDI-MS）是将基质吸收光子后产生的能量转移到多肽样品中，多肽样品得到能量后瞬间气化，形成带单一电荷的多肽离子，该离子可进入飞行时间质谱分析仪形成质谱图，进而快速准确地分析多肽的分子量和氨基酸排列顺序。

（二）红外光谱法

红外光谱法（infrared spectroscopy，IR）又称"红外分光光度法"，是分子吸收光谱的一种。当样品蛋白质受到频率连续变化的红外光照射时，分子吸收某些频率的辐射，并由其振动运动或转动运动引起偶极矩的变化，使得能级从基态至激发态跃迁，形成的分子吸收光谱称红外光谱。红外光谱法主要用于分析多肽中存在的基团以及二级结构，如用红外光谱法测定牡蛎多肽结构，红外谱图显示反式吸收强于顺式吸收，表明肽链是以 α 螺旋的构型存在的。

（三）圆二色谱法

圆二色谱法（circular dichroism，CD）可对多肽的二级结构进行鉴定和预测，对于进一步了解多肽的结构具有重要作用，广泛应用于蛋白质折叠、蛋白质构象、酶动力学等研究领域。

（四）埃德曼降解法

埃德曼降解法（Edman degradation）是利用异硫氰酸苯酯（PITC）的修饰作用，从多肽 N 末端开始分析多肽氨基酸的组成与排列的方法。本法已应用于全自动蛋白质多肽分析仪中。埃德曼降解法使用范围窄，主要原因在于其灵敏度低，不能测定 N 末端封闭的多肽，且测定过程需要切割、耦合、萃取、转化、鉴定等步骤，与其他鉴定方法相比，较为烦琐。

目前，多肽的分离、纯化和鉴定的趋势是联合使用多种分离鉴定方法，集中不同方法的优点，使其优势互补，结果更加准确可靠。如肽的分离纯化中，将超滤、电泳、反相高效液相色谱等手段依次用于多肽的分离。再如多肽的鉴定中，往往联用液相色谱法与质谱法,先利用液相色谱法将混合物进行一定程度的分离纯化,再利用质谱检测器进行检测,使色谱与质谱的优势相结合,在较短时间内得到较为准确的实验结果。

第四节　生物活性肽的主要功能

生物活性肽具有多种多样的生物学功能,如免疫调节、抗氧化、抗高血压、调节血糖、抑制细菌和病毒、降血脂、抗癌、改善矿物质吸收和运输、促进生长,以及调节食品风味、口味和硬度等。下文将介绍研究较多的几种生物活性肽功能。

(一) 免疫调节

免疫是人体的一种重要的生理功能。人体利用这种功能识别"自己"和"非己"成分,并对"非己"成分加以排斥和清除,以维持机体内环境的平衡与稳定。

免疫分为特异性免疫(specific immunity)和非特异性免疫(nonspecific immunity)。特异性免疫又称获得性免疫或适应性免疫,这种免疫只针对一种病原体。它是人体经后天感染或人工预防接种而使机体获得的抵抗感染的能力。非特异性免疫又称先天免疫或固有免疫,指机体先天具有的正常的生理防御功能,对各种不同的病原微生物和异物的入侵都能作出相应的免疫应答。

生物活性肽中,具有免疫调节功能的活性肽来源广、种类多。免疫调节肽可通过调节机体免疫器官的生长发育、抗体的产生、细胞因子的分泌与表达以及免疫相关信号分子的释放来调节机体免疫功能,在保证人体健康方面具有显著作用,作为功能性食品应用于保健行业的前景十分广阔。

在免疫调节方面,豆类肽大放异彩。北京大学公共卫生学院以近似的方法研究了鹰嘴豆和豌豆两种豆类的免疫调节活性。为了研究鹰嘴豆肽对免疫低下小鼠免疫功能的影响,将雄性 ICR 小鼠按体重随机分为 5 组,依次为空白组、环磷酰胺模型组、低剂量鹰嘴豆肽组、中剂量鹰嘴豆肽组、高剂量鹰嘴豆肽组。实验第 1~3 天,除空白组外,向其余 4 组小鼠每日腹腔注射 80mg/(kg·bw)环磷酰胺。随后,空白组和环磷酰胺模型组每天给予 1.6g/(kg·bw)酪蛋白灌胃,鹰嘴豆肽低、中、高剂量组每天分别给予 0.4g/(kg·bw)、0.8g/(kg·bw)、1.6g/(kg·bw)鹰嘴豆肽水溶液灌胃。干预 15 天后发现,小鼠脾和胸腺镜下形态学结构紊乱,白细胞计数、CD3[+]、CD4[+]、CD8[+] 淋巴细胞百分比、免疫球蛋白、骨髓有核细胞浓度和 DNA 含量等显著降低,细胞因子水平升高,证实造模成功。与模型组相比,中、高剂量组鹰嘴豆肽干预组小鼠上述指标效果最为显著。这说明鹰嘴豆肽对环磷酰胺所致免疫低下小鼠的多项免疫功能均有较显著的改善作用,为鹰嘴豆肽的进一步开发利用提供了理论依据。值得注意的是,鹰嘴豆肽有免疫活性功能,但也有其他功能。

(二)抗氧化

氧化代谢是细胞在机体内存活所必需的反应,且在该反应进行中会产生大量自由基。一定量的自由基可以维持机体必需的生命活动,但过量的自由基会破坏机体内自由基产生和清除的平衡机制,引发 DNA、酶、细胞膜脂质和细胞蛋白质的氧化,最终导致细胞损伤甚至引起人体病变。食品中的脂质氧化会使食品味道变酸、质量变差,影响食品的口感和营养。预防人类疾病的发生和食品的腐败变质,关键在于抑制食品和机体中过量自由基的产生。抗氧化剂能够有效抑制过量自由基的产生,而抗氧化活性肽是当前抗氧化剂的研究热点。利用抗氧化活性肽开发新型的功能食品或保健品,可以安全有效地抑制机体与食物中的过量自由基生成。

大量研究表明,大豆蛋白酶解物具有一定的抗氧化活性。以大豆分离蛋白为原料,采用两步蛋白酶水解法制备出大豆低聚肽,在对其理化成分进行分析的基础上,以 1,1- 二苯基 -2- 三硝基苯肼(DPPH)自由基清除能力为指标对其抗氧化活性进行了评价;结果表明:大豆低聚肽的 DPPH 自由基清除活性的半抑制浓度(IC_{50})约为 2.6mg/ml。利用反相高效液相色谱法（RP-HPLC）对大豆低聚肽进行分离纯化，收集 6 个组分峰，对 DPPH 自由基清除能力进行了测定；结果表明，6 个组分的活性均比大豆低聚肽高。最后利用四级杆飞行时间（Q-TOF）质谱仪对活性最高的组分 5# 进行了结构鉴定，并对鉴定出的 6 个肽段的 DPPH 自由基清除活性进行了评价；结果表明，6 个肽段均有一定的 DPPH 自由基清除能力。其中Leu-Tyr（LY）、Leu-Ala-Gly-Arg（LAGR）、Phe-Ser-Arg（FSR）的清除率比大豆低聚肽高，是具有较高抗氧化活性的肽段。

　　以蜂王浆为原料，采用碱提酸沉法提取蜂王浆粗蛋白，以 2,2′- 联氮双（3- 乙基苯并噻唑啉 -6- 磺酸）二铵盐（ABTS）自由基清除率为评价指标，筛选出制备抗氧化活性肽的最佳蛋白酶为酸性蛋白酶。蜂王浆蛋白肽清除 ABTS 自由基、羟自由基、DPPH 自由基及超氧阴离子自由基的半抑制浓度（IC_{50}）分别为 14.18mg/ml、0.45mg/ml、11.02mg/ml 和 18.38mg/ml。一般认为，某种物质的 IC_{50} 低于 10.0mg/ml 时，说明其具有良好的抗氧化性。研究表明，蜂王浆蛋白肽对羟自由基具有较强的清除能力，同时还具有一定的 ABTS、超氧阴离子和 DPPH 自由基清除能力。

　　谷胱甘肽（GSH）是由谷氨酸、半胱氨酸和甘氨酸通过肽键缩合而成的三肽化合物。GSH 的分子量为 307.33，广泛存在于动、植物中，在面包酵母、小麦胚芽和动物肝脏中的含量极高。GSH 的结构中含有一个活泼的巯基(-SH)，易被氧化脱氢，因而 GSH 具有抗氧化、清除自由基功能，可使生物大分子、生物膜免受损害。GSH 对放射线、放射性药物或抗肿瘤药物引起的白细胞减少等，能够起到强有力的保护作用。GSH 可阻止过氧化氢（H_2O_2）氧化血红蛋白，保护巯基防止溶血的出现，保证血红蛋白能持续发挥输氧功能。采用蛋白酶水解法，从动物肝脏和血液中制备的肝肽和血肽都含有谷胱甘肽，因而具有抗氧化作用。

（三）降血压

长期高血压会导致动脉粥样硬化，进而使血管腔变狭窄，严重时会使血管阻塞。动脉粥样硬化到一定程度，再遇到过度兴奋或愤怒的情况，会引起血压短时间内急速升高，使脑血管破裂，溢出的血液流入脑组织，导致患者陷入昏迷，俗称中风。

目前，已经有一些药物可有效降血压，如用于治疗人类原发性高血压和心力衰竭的卡托普利、依那普利和赖诺普利。但是这些合成药物都具有某些不可忽视的副作用，如皮肤疾病、味觉障碍以及血管神经性水肿等。降血压肽因具有天然安全、无毒副作用等优势已逐渐受到大家的青睐。降血压肽是一类对血管紧张素转换酶（ACE）有抑制作用的活性肽。降血压肽通过抑制 ACE 阻止血管紧张素 I 转化为具有收缩血管作用的血管紧张素 II，同时阻碍扩张血管的缓激肽降解。

为了验证玉米低聚肽的降血压作用，以高血压模型大鼠为实验动物，低、中、高剂量玉米低聚肽组分别给予 0.45g/(kg·bw)、1.35g/(kg·bw)、4.05g/(kg·bw) 的玉米低聚肽灌胃，空白对照组用同体积的蒸馏水灌胃，阳性对照组给予 10mg/(kg·bw) 卡托普利灌胃。连续灌胃 8 周后，发现各玉米低聚肽组大鼠体重、心率、心脏／体重比无明显变化（$P>0.05$），但收缩压大幅度降低，且其效果与卡托普利组相当，但玉米低聚肽更加安全可靠。其中，玉米低聚肽在肠道消化酶的作用下具有同样的降压活性，这是由于玉米低聚肽成分相当稳定，不易被消化酶进一步分解。

（四）降血糖

临床上，空腹血糖高于 6.1mmol/L，餐后 2 小时血糖高于 7.8mmol/L，均可称高血糖。高血糖患者具有多饮、多尿、乏力、体重减轻等症状，长期高血糖还会导致组织器官病变，应及早控制治疗。随着医学水平的提高，高血糖的治疗目标也发生了变化，即在"降糖为中心"的基础上，要求在降低血糖浓度的同时，预防、缓解及降低高血糖并发症。有研究发现，牡蛎肽和低聚壳聚糖混合制备的牡蛎肽复合物能显著降低四氧嘧啶诱导的小鼠血清的血糖含量,且 HE 染色显示牡蛎肽复合物对小鼠的肝、肾和脾有很好的保护作用。

(五)降血脂

高脂血症是指血浆中 1 种或多种脂类物质高于正常范围,包括胆固醇、甘油三酯、磷脂和非游离脂肪酸等,又称"血脂异常",多数是由于脂肪代谢或者转运异常导致的。高脂血症对身体的损害是逐渐发展的,当血中脂类物质过多时,会逐渐滞留在动脉血管壁上,导致动脉血管壁增厚变硬,形成动脉粥样硬化,从而诱发脑血栓、冠心病、心绞痛、颈动脉狭窄等一系列疾病。高脂血症可以防治,长期调脂治疗不但可以减少疾病的发生率和死亡率,还可以减少高脂血症的致残率。

高脂血症可分为原发性与继发性两大类。原发性(除外全身系统性疾病的影响因素)由单基因或多基因先天性缺陷导致,遗传因素影响较大。继发性与年龄、饮酒、体力活动等有关,而饮食和生活习惯是主要影响因素。

在降血脂方面,大豆肽和胶原蛋白肽的研究较多。实验表明,大豆肽低剂量[300mg/(kg·bw)]灌胃 Wistar 大鼠,其血清总胆固醇下降了 20.74%,同时其低密度脂蛋白下降了 14.05%;中剂量[600mg/(kg·bw)]灌胃 Wistar 大鼠,其高密度脂蛋白增加了 9.03%;中剂量[600mg/(kg·bw)]和高剂量[1 200mg/(kg·bw)]灌胃 Wistar 大鼠,其甘油三酯分别下降了 45.10% 和 51.20%。研究结果表明,大豆肽具有一定的减肥降血脂保健作用。同样,研究表明猪骨胶原蛋白肽可以降低高脂饮食小鼠总胆固醇、低密度脂蛋白、甘油三酯,并降低由高脂食料诱导的肝过氧化应激反应。

(六)抗肿瘤

目前,癌症的治疗大多使用化疗和放疗等传统治疗方法,有不错的效果,但缺点也非常明显。化疗和放疗特异性差、副作用强、对人体危害过大,故癌症晚期患者几乎无法承受这两种治疗方法。国内外研究发现,蛋白质水解产物以及生物活性肽具有一定抗肿瘤活性,且近年来生物活性肽治疗癌症的方式获得了不少患者的青睐。

与传统化疗相比,生物活性肽能够有选择地作用于癌细胞,且对正常的组织细胞和免疫系统损伤较小。抗肿瘤活性肽能够与控制肿瘤细胞分裂、生长或转移的信号转导分子相互作用,从而促进肿瘤细胞程序性死亡或抑制肿瘤细胞的生长。

生物活性肽的抗肿瘤机制主要包括抑制肿瘤生长、抑制肿瘤新生血管生成和抑制肿瘤细胞转移三方面。具体机制的研究还不够彻底,下面简单介绍这 3 种机制。

1. 抑制肿瘤生长 生物活性肽抑制肿瘤细胞增殖,基于其促进淋巴细胞增殖,提高自然杀伤(NK)细胞活性,以及增加白介素或其他细胞因子的释放等。

2. 抑制肿瘤细胞转移 肿瘤细胞进入脏器寻找繁殖的位置,通过"整合酶"的作用,黏附在目标脏器中,并开始不断分裂,从而形成一个新的瘤体,这样就转移成功了。生物活性肽对"整合酶"具有螯合作用,可以与该酶的功能基因螯合,使螯合酶失去活性,无法发挥作用。肿瘤细胞脱落,也无法在其他脏器上繁殖,从根本上阻止了肿瘤的转移。

3. 抑制肿瘤新生血管生成 肿瘤细胞既可以通过肿瘤新生血管获取氧气和营养,又可以通过肿瘤新生血管向其他部位转移。因此,抑制肿瘤新生血管的生成至关重要。许多生物活性肽都可以抑制肿瘤新生血管生成,如奥曲肽是一种强效生长抑素(SST)的类似物,在体内外均可以抑制肿瘤新生血管的生成。

(七) 增加骨密度

骨质疏松是一种以骨量低下、骨微细结构损坏,导致骨脆性增加、骨强度降低和易发生骨折为特征的全身性骨骼疾病。临床表现主要是四肢乏力,脊柱畸形甚至骨折。随着老龄化社会的到来,骨质疏松的研究和防治工作显得极为迫切。

原发性骨质疏松分为两种:一种是绝经后骨质疏松,主要发生在女性绝经后的 5~10 年;另一种是老年性骨质疏松,一般指 70 岁以后的老年人发生的骨质疏松。

增加骨密度活性肽是指可以促进矿物质(钙)吸收的生物活性肽。代表性活性肽是酪蛋白磷酸肽。酪蛋白磷酸肽(casein phosphopeptide,CPP)是通过牛乳蛋白水解而得到的一种多肽,具有促进钙的吸收和利用的功能。CPP 能够大大提高钙的吸收效率。CPP 在中性和碱性条件下,可以有效避免钙的沉淀,促进钙的吸收。

(八)抗疲劳

随着生活节奏的加快,社会竞争的加剧,工作和学习压力的增大,疲劳成为困扰很多人的一个问题。不管是以肌肉活动为主的体力劳动,还是以思维活动为主的脑力劳动,持续一段时间或积累到一定程度都会导致疲劳现象,表现为身体疲惫、肌肉酸痛以及全身无力。海洋生物活性肽、大豆肽、玉米肽等都曾被证实具有抗疲劳的作用。

第五节 小分子肽的营养吸收机制

截至目前,小分子肽的营养吸收机制至少具有以下十大特点。

(一)不需消化,可被直接吸收

传统观点认为,动物只能直接吸收利用游离的氨基酸。近年来的研究表明,许多蛋白质在消化道中的消化终产物是小肽而不是氨基酸,小肽也能完整地通过肠黏膜细胞进入体循环,最终被动物体直接吸收。

(二)吸收快速,耗能低

研究发现,哺乳动物对小分子肽中氨基酸残基的吸收速度大于对游离氨基酸的吸收速度。对于小分子肽的吸收,耗能较低,载体也不易饱和。实验结果证明,小分子肽被人体吸收的速度比氨基酸更快,且不受抗营养因子的干扰。

（三）吸收率可达到 100%

与游离氨基酸相比，小分子肽的吸收更加迅速，而且吸收效率也更高，机体吸收率几乎能达到 100%。

（四）以完整的形式吸收

小分子肽在肠道中不易被进一步水解，能以完整的形式进入血液循环。血液循环中的小肽能直接参与组织蛋白质的合成。此外，肝、肾、皮肤和其他组织也能完整地利用小肽。

（五）与氨基酸的转运机制不同

在小分子肽吸收过程中，不存在与氨基酸转运相互竞争载体或拮抗的问题。已知小分子肽存在 3 种转运系统：第一种是 pH 依赖 H^+-Na^+ 交换转运体系，不消耗 ATP；第二种是依赖 H^+ 或 Ca^{2+} 浓度的主动转运过程，消耗 ATP；第三种是通过谷胱甘肽（GSH）结合的转运系统。

（六）可以使摄入的氨基酸平衡

小分子肽可以避免游离氨基酸在吸收时的竞争，大大提高了机体蛋白质的合成效率。对于婴幼儿、老年人，以及身体虚弱、体弱多病者，以小肽的形式补充氨基酸，更加适宜。

（七）可促进对氨基酸的吸收

当赖氨酸和精氨酸以游离形式存在时，两者相互竞争吸收位点，游离精氨酸有降低肝门静脉赖氨酸水平的倾向，但以肽形式存在时，对赖氨酸吸收无影响。以小分子肽与氨基酸的混合物形式吸收是人体吸收蛋白质的最佳吸收机制。

（八）可促进矿物质的吸收

小分子肽可与钙、锌、铜、铁等矿物离子发生螯合反应，形成螯合物，提高了小分子肽的可溶性，让机体更易吸收。研究证明，在生物体消化过程中形成的酪蛋白磷酸肽（CPP），可促进钙、铁、锌、锰、铜、镁、硒等的吸收。这是因为，钙、铁等金属离子必须在小肠黏膜上处于溶解状态时才能有效地被机体吸收。然而小肠环境偏碱性，钙、铁易与磷酸形成不溶性盐，从而大大降低了钙、铁的吸收率。CPP 可与钙、铁等金属离子形成可溶性复合物,在小肠中使可溶性钙、铁浓度提高,从而增强肠道对钙、铁的吸收。

(九)可作为神经递质发挥作用

小分子肽被人体吸收后,可以直接作为神经递质,间接刺激肠道受体激素或酶的分泌而发挥作用。

(十)可促进肠道黏膜结构和功能发育

小分子肽进入人体后,可优先作为肠黏膜上皮细胞结构和功能发育的能源底物,大大促进了肠黏膜组织的修复,因此能够起到维持肠黏膜正常结构和功能的作用。

第六节 生物活性肽的发展与展望

生物活性肽,不但可以提供人类需要的氨基酸,而且具有抗疲劳、抗菌、免疫调节等众多生物活性,是其他生物活性物质所无法比拟的。此外,生物活性肽还是一种新型、安全、高效的活性物质,因此在食品、养殖、药品及化妆品行业均有广泛应用。

近几年来,在生物活性肽的生理活性研究方面有较大进展,肽产品的开发和利用也得到了高度重视,但是在生物活性肽的吸收、转运、代谢研究方面还不够深入彻底。对于整个生物活性肽的研究探索,目前基本上只是初步评价了生物活性肽的效果,对其作用机制的研究还不够深入,而且成果利用率低,大多数仅停留在理论研究上。在功能评价方面,目前的研究仅停留在动物实验或细胞实验上,真正运用到人体上的研究数据相对较少。

生物活性肽对人体作用的机制存在一定的不确定性,除了单一的性质之外,可能还具有其他性质。例如,抗肿瘤或抗氧化活性可能与免疫调节有关等。

综上所述,今后研究应进一步发展生物活性肽的制备方法,解决生物活性肽制备方法中存在的缺陷,为生物活性肽功能的开发和利用打下良好基础;综合利用多种分离纯化方法,借鉴其他领域的新方法、新机制、新材料、新思路,寻找更加高效、更加快速、更加自动化的生物活性肽分离纯化方法,可为生物活性肽功能与结构的研究奠定基础;采用各种鉴定方法从不同维度认识生物活性肽,并利用人体数据进一步明确各种生物活性肽的作用机制,可为各种保健食品、药品等的开发提供研究思路。

总之,生物活性肽的研究与开发具有十分广阔的发展前景,我们也取得了一定成绩,但仍需要做更多工作,如什么条件可改善生物活性肽的吸收,怎样在确保高纯度生产生物活性肽的前提下降低其制备成本。

参考文献

[1] 徐阳,孙强,青维,等.复合酶法制备大鲵多肽的研究[J].食品工业科技,2015,36(24):180-185,189.

[2] 白泉,葛小娟,耿信笃.反相液相色谱对多肽的分离、纯化与制备[J].分析化学,2002,30(9):1126-1129.

[3] 李睿珺,秦勇,周雅琳,等.鹰嘴豆肽对免疫低下小鼠免疫功能的影响[J].食品科学,2020,41(21):133-139.

[4] 刘文颖,谷瑞增,鲁军,等.大豆低聚肽中抗氧化肽的分离纯化及结构鉴定[J].食品与发酵工业,2017,43(2):44-48.

[5] 朱作艺,张玉,王君虹,等.蜂王浆蛋白肽的制备及其降血糖和抗氧化活性研究[J].食品工业科技,2020,41(17):45-50,57.

[6] 林峰,梁锐,王军波,等.玉米低聚肽降血压作用的实验研究[J].食品与发酵工业,2009,35(8):1-4.

[7] 褚斌杰,祁高富,梁运祥.大豆肽减肥降血脂作用的研究[J].食品科技,2011,36(11):65-68.

[8] 林云鉴,乐国伟,施用晖,等.猪骨胶原蛋白肽缓解高脂饮食诱导小鼠肝脏氧化应激的基因芯片分析[J].天然产物研究与开发,2012,24(4):454-459.

第三章

中药活性肽的研究现状

第一节 概　　述

中药在我国的应用与发展历史悠久,当前日益受到全世界的广泛重视。中药发挥作用的化学成分十分复杂,主要包含活性多糖、不饱和脂肪酸、活性蛋白、活性肽等初生代谢产物,以及天然色素、皂苷、黄酮、异黄酮、有机酸、生物碱、腺苷、鞣花酸等次生代谢产物。有关中药物质基础方面的研究表明,由于生物活性肽容易受温度、湿度、酸碱度等影响,不如化学小分子物质稳定,故以动、植物药物的次生代谢产物等小分子化合物的研究与报道较多。随着现代生物工程技术的迅速发展,人们高度关注中药中的生物大分子,如蛋白多肽类物质,旨在从中药中寻找以往关注较少的中药多肽类活性成分,以从新的视角揭示中药作用的物质基础和机制,并发现新的药效物质基础。

中药中含有的多肽类成分具有促进消化吸收、提高免疫力、促进激素调节等功能,以及抗菌、抗病毒、降血压、降血脂等生理作用。随着现代医药领域理论及技术的不断发展,在自然界中,发现了许多具有生物活性的多肽类物质,而大多数中药的活性物质都是以肽的形式存在。

中药活性肽主要包括以下几类。

（一）植物类中药活性肽

我国植物药分布广泛、种类繁多,如中药典籍记录的中药 12 807 种,其中植物药 11 146 种,约占 87%。现代研究证实,植物中含有的多肽类成分具有广泛的生理活性,如提高免疫力、降血压、抗菌、抗肿瘤等。

紫菀是菊科植物紫菀 *Aster tataricus* L.f. 的干燥根及根茎。在紫菀中分离提取出的寡肽 Ersnjn A~E,通过抑制咳嗽中枢达到良好的镇咳平喘、清肺祛痰的作用。茜草是茜草科植物茜草 *Rubia cordifolia* L. 的干燥根及根茎。从茜草中提取出的茜草二环六肽,抗肿瘤作用良好,可以抑制肿瘤细胞的转移,延长肿瘤动物的存活时间。罂粟是罂粟科植物罂粟 *Papaver somniferum* L. 的种子。从罂粟的花粉中可分离得到十三肽和十七肽类成分,其中具有多个酰胺侧链的氨基酸残基——天冬酰胺(Asn)或谷氨酰胺(Gln),可以明显抑制人肝癌和乳腺癌细胞株。大豆中的大豆肽也是当前研究的热点之一。大豆肽是经酶水解大豆蛋白质之后,经过再次处理而得到的蛋白质水解产物。大豆肽易消化吸收,并具有良好的抗氧化、提高机体免疫力、调节人体生理功能、降血脂、降血压等作用,在食品、医药、日用化工等领域已被广泛应用。牛膝是苋科植物牛膝 *Achyranthes bidentata* Bl. 的干燥根,其中的有效成分牛膝多肽具有促进神经生长、防止神经元凋亡、促进损伤神经再生等作用;可用于治疗周围神经损伤和脑血管意外、缺血性脑损伤、脑创伤,对 N- 甲基 -D- 天冬氨酸(NMDA)诱导产生的视网膜神经节细胞损伤有很好的保护作用。人参是五加科植物人参 *Panax ginseng* C.A.Mey. 的干燥根及根茎,其中的人参肽具有降血压、降血脂等作用。从红参中提取分离出的多肽 R GHP- Ⅱ B1(48 肽)、R GHP- Ⅱ B3(29 肽)和 R GHP- Ⅱ B4(30 肽),具有降血糖、增强免疫力等功效。据研究,在植物中已发现的松仁多肽、棉籽多肽、杏仁多肽等都具有一定的生物活性。

（二）动物类中药活性肽

在中药中,动物药占据了重要的地位。《神农本草经》记载了 67 种动物药。其中,鹿茸片、麝香、牛黄等药物仍为目前中医药学所应用。明代李时珍《本草纲目》收载 460 余种动物药;清代赵学敏《本草纲目拾遗》收载 160 种动物药;《中药大辞典》收载 740 种动物药。据统计,在中国已有 900 多种动物类药材。动物类药材药力强、疗效好,大多具有蛋白多肽类成分,在中药活性肽的研究历程中发现时间最早、应用最广泛。

蜂毒肽Ⅰ和蜂毒肽Ⅱ是蜂毒中所含的主要多肽类成分,是蜂毒的主要生理活性物质。通过体外抗凝血实验,发现蜂毒可以明显延长血液凝固时间,从而达到抗凝血的效果。胡蜂毒肽可以抑制荷瘤鼠瘤细胞的增殖,并且还可以直接杀伤肿瘤细胞,从而可以延长荷瘤鼠的生命。

水蛭是水蛭科动物蚂蟥(*Whitmania pigra* Whitman)、水蛭(*Hirudo nipponica* Whitman)或柳叶蚂蟥(*Whitmania acranulata* Whitman)的干燥全体,所含水蛭素具有优异的抗凝功能,其小分子蛋白质由 65~66 个氨基酸组成,提取液可诱导肿瘤细胞凋亡。目前,在凝血酶天然抑制剂中,水蛭素的作用是较强的。在临床治疗和预防各种血栓形成方面,水蛭素具有独特的疗效。

蛇毒是毒蛇分泌的一种含有多种酶类的毒性蛋白、多肽类物质。从产于广西的尖吻蝮蛇中分离出了一种分子量约为 7 862Da 的蛇毒,等电点为 4.29,对人卵巢癌 A2780 细胞形态特征和癌细胞的增殖具有明显影响。美国某公司在小响尾蛇中,发现其蛇毒中的小分子具有一定的特殊结构,利用其特殊结构开发出新一代的抗凝血药——Eptifitatide 和 Firopitan,在抗凝血方面强于阿司匹林;值得注意的是,这两种新药还可以预防心肌梗死,有效降低了心血管疾病的发生率。

蜈蚣是蜈蚣科动物少棘巨蜈蚣 *Scolopendra subspinipes mutilans* L.Koch 的干燥全体。经研究发现,用新鲜少棘巨蜈蚣制成的抗菌肽粗品具有激活腹腔及肺泡巨噬细胞的功能。

在僵蚕中可分离得到能够激活肾上腺皮质的生物活性多肽。来源于扇贝的扇贝多肽可以清除皮肤中过量的超氧负离子和羟自由基,从而起到抗衰老、保护淋巴细胞、提高免疫力、抑制肿瘤细胞生长等作用。

阿胶是马科动物驴 *Equus asinus* L. 的干燥或鲜皮经煎煮浓缩后制成的固体胶,对于血虚患者可以起到补血作用,在止血和增强人体体质方面也有显著疗效。研究表明,阿胶等其他胶类药材所含的多肽类成分大多具有降血压、提高骨密度、保护机体胃黏膜、促进皮肤胶原代谢、补充营养等功能。

(三) 其他中药活性肽

灵芝多肽如 GPC1、GPC2、GPC4、GPC5,提取分离自中药灵芝,能够降低氧自由基活性,调节细胞的生长和分化,修复表皮细胞,从而达到抗衰老、养颜等目的。从灵芝同科属植物云芝中提取分离得到的云芝糖肽(PSK),具有提高机体免疫力的功能。

冬虫夏草是麦角菌科冬虫夏草菌 *Cordyceps sinensis*(Berk.)Sacc. 寄生在蝙蝠蛾科昆虫幼虫上的子座及幼虫尸体的干燥复合体,具有抗疲劳、调节免疫系统、抑制肿瘤细胞增殖分化的功效。在冬虫夏草培养液中提取得到的 2 个环二肽,通过抑制细胞增殖和诱导细胞凋亡的机制达到抗肿瘤的目的。

可以预见,未来传统中药中更多具有活性的多肽类物质将被分离和进行功能验证,有利于进一步探究传统中药的功效,提高中药现代化速度。

第二节　中药活性肽的成分与特点

在自然界动、植物中发现的生物活性肽将成为新药研究中的一个热点。在我国,中药资源十分丰富,并拥有几千年的应用历史。随着对多肽类成分的不断研究,中药活性肽类成分逐渐被分离和提取,且发现具有一定的生理活性和药用价值。中药活性肽包括植物活性肽、动物活性肽和微生物活性肽。

（一）植物活性肽

按照内部结构的不同，植物活性肽分为寡肽、环肽、大环寡肽、糖肽。

1. 寡肽　寡肽通常指肽链上氨基酸数目小于 10，分子量在 1 000Da 以下的肽，也称小肽、低聚肽或小分子活性肽。寡肽存在于五加科、菊科、十字花科、百合科等多种科属植物之中。研究发现，植物中普遍存在氧化型谷胱甘肽与还原型谷胱甘肽，除此之外，γ- 谷氨酰肽也普遍存在于植物的储存器官中，但是在动物细胞中却少量存在。

（1）五加科植物人参 *Panax ginseng* C. A. Mey. 中含有人参肽。人参肽具有降血压、降血脂等作用，被广泛用于癌症、糖尿病、肝炎和心血管病等疾病的治疗。另外，从人参中分离出的十四肽（A）具有一定胰岛素活性。人参还含有一组含量极微的寡肽，且这组肽类物质具有较强的生理活性。在人参中首次发现的谷胱甘肽（B）具有促催眠等多种生理活性并广泛存在于动植物细胞中。另外，含有的氧化型谷胱甘肽（C）的促催眠活性明显高于谷胱甘肽。

（2）从桑寄生科植物槲寄生 [*Viscum coloratum*（komar.）Nakai] 中分离得到的槲寄生毒素 B_2（viscotoxin B_2），是非常重要的抗肿瘤活性成分；它是一类含有 46 个氨基酸残基的分子量在 5 000Da 左右的碱性毒性多肽，富含半胱氨酸。这类多肽对多种肿瘤细胞系具有细胞毒活性，并具有调节免疫、降血压、抗心律失常等作用。白果槲寄生（*Viscum album* L.）为桑寄生科植物卵叶槲寄生的带叶茎枝，被称为神奇药草，其提取物在疾病治疗方面应用较广，如用于癌症、高血压、抑郁症等疾病的治疗，还能促进特异性和非特异性免疫功能。在白果槲寄生中分离提取得到的 Viscotoxin A_1、Viscotoxin A_2、Viscotoxin A_3、Viscotoxin B 及 Phoratoxin 等活性肽，对癌细胞的生长和繁殖有显著抑制作用，有望发展成天然抗癌药。

（3）紫菀是菊科植物紫菀（*Aster tataricus* L.f.）的干燥根及根茎。从紫菀的叶中分离得到了 6 种紫菀多肽，被命名为 Asterinin A~F。有研究者在竹叶中提取分离得到含有 δ- 羟赖氨酸的小肽。与赖氨酸相比，δ- 羟赖氨酸清除氧自由基的能力更强，并且具有抗氧化、抗衰老的生理作用。

（4）大蒜是百合科植物大蒜（*Allium sativum* L.）的地下鳞茎，具有行气消积、杀虫解毒的功效，也常用作调味剂。有研究者从大蒜中分离得到了 6 种含有 γ 谷氨酸的肽类和一些其他种类的寡肽，还发现了一些具有抑制血管紧张素转换酶作用的二肽。玉竹是百合科植物玉竹［*Polygonatum odoratum*（Mill.）Druce］的干燥根茎，是常用的补阴药，还具有强心降压、降血脂和提高免疫等作用。

另外，从其他科属中也发现了寡肽类成分。如从十字花科植物油菜（*Brassica campestris* L.）的花粉中分离得到了极少量的 5 种低分子量活性寡肽，发现其具有抗溃疡的作用，如 Ala-Ile-Glu-Leu-Val-Pro-Ser-Glu-Thr-Asn-Glu-Asn 等；从罂粟（*Papaver somniferum* L.）的花粉中分离得到具有一定增强免疫作用的 4 种多肽等。

（5）一些具有活性的寡肽也可以通过酶解技术降解植物中的蛋白质而得到。如一些具有抗高血压活性的四肽和五肽，可以通过使用胃蛋白酶水解大豆蛋白的方法分离得到。小麦中具有抑制 ACE 活性的三肽，且通过利用蛋白酶在酸性条件下降解小麦蛋白可分离得到。利用酶法，在受控条件下，通过降解玉米醇溶蛋白，对酶解产物进行分离纯化，可获得一种新的抗氧化肽，其结构为 Leu-Tyr-Glu。

2. 环肽　环肽（cyclopeptide）是指氨基酸通过肽键连接形成的环状化合物。与其他类似大小的肽相比，环肽具有较高的稳定性、特殊的结构，对化学、热和生物降解异常稳定。环肽类化合物具有多种生物活性，包括抗肿瘤、抗人类免疫缺陷病毒（HIV）、抗菌、抗疟、安眠、抑制血小板聚集、降血压、抑制酪氨酸酶、抑制环氧合酶、抑制脂质过氧化物酶、雌激素样作用、免疫抑制等。环肽主要存在于石竹科(Caryophyllaceae)、番荔枝科(Annonaceae)、鼠李科(Rhamnaceae)和茜草科(Rubiaceae)植物中,少量分布于菊科(Compositae)、马鞭草科(Verbenaceae)等植物中。根据不同的骨架类型,环肽可分为均环肽和杂环肽两种。根据分布科属不同,环肽可分为茜草科环肽和石竹科环肽。根据杂环肽所含成分的不同,又将其分为环肽生物碱和缩酚酸环肽。环肽生物碱可根据环的大小分为13元环、14元环或15元环环肽生物碱。

(1)茜草科环肽:茜草科植物茜草(*Rubia cordifolia* L.)的一些醇提取物具有抗癌活性,如环己肽 RA 系列和其配糖体 RY 系列,其抗癌作用可能是因为这些化合物可以抑制蛋白质的合成。茜草中的主要成分蒽醌类色素和萘醌类没有抗癌的作用。小红参是茜草科植物云南茜草[*Rubia yunnanensis* (Franch.) Diels]的干燥根及根茎,具有活血通经、祛风除湿、镇静镇痛和调养气血的作用,在其抗癌活性成分中分离提取得到了 RA-V 和2个环六肽的配糖体。

(2)石竹科环肽:石竹科环肽的基本结构是由普遍氨基酸组成的均环肽。这种类型的环肽大多数存在于石竹科植物中,也有少量存在于其他科属植物中。

1)从四棱草(*Schnabelia oligophylla* Hand.-Mazz.)全草的甲醇提取物中分离得到1个环八肽,其结构为 Cyclo-(NH-Trp-Val-Gly-Val-Ser-Ile-Pro-Pro-CO),称四棱草环肽(schnabepeptide),对 T/B 淋巴细胞具有免疫抑制作用。

2)从石竹科植物大叶繁缕(*Stellaria Dichotoma* Franch.)的根中分离提取出了10个环肽化合物,如具有抑制 P-388 淋巴癌细胞生长的 Dichotomin A、Dichotomin C、Dichotomin E、Dichotomin H 和 Dichotomin I,而 Dichotomin D、Dichotomin F 和 Dichotomin G 具有明显抑制环氧合酶的作用。石竹科植物银柴胡(*Stellaria dichotoma* L.var. *lanceolata* Bge.)的干燥根为中药银

柴胡,具有清热凉血的功效;从这种植物中分离得到了 1 个环六肽,命名为银柴胡环肽。

3）瓦草为石竹科蝇子草属植物瓦草（*Silene viscidula* Franch.）的根,具有镇痛、清热、化痰、利尿之功效;主治跌打损伤,风湿疼痛,胃脘痛,热淋,肺热咳嗽,外伤出血,疮疖肿毒。从瓦草中分离得到了 3 个环八肽类化合物——瓦草环肽 A、瓦草环肽 B 和瓦草环肽 C（Silenins A、Silenins B 和 Silenins C）。

4）金铁锁（*Psammos ilene tunicoides* W. C. Wu et C. Y. Wu）又名独定子,为石竹科植物,主要产于云南、四川、贵州等中国西南地区,并具有散瘀止痛、消肿排毒的功效,主要用于治疗跌打损伤、创伤出血、筋骨疼痛等,且其根主要含有五环三萜皂苷类成分。有研究者从其根的乙醇提取物的丙酮分级部分中分离提取了 2 个新的、少量的环八肽和 4 个少量的环二肽,进一步又得了 3 个环二肽成分。

此外,从石竹科植物孩儿参[*Pseudostellaria heterophylla*（Miq.）Pax ex Pax et Hoffm.]的根（太子参）中分离得到的多种环肽都可以抑制酪氨酸酶。

3. 大环寡肽 大环寡肽是指通过酰胺键将 14~70 个氨基酸残基首尾连接形成的大环肽类基因产物,主要来自于哺乳动物、植物、微生物。植物是大环寡肽的一个重要来源。研究发现,40 余个大环寡肽来自于植物。植物大环寡肽存在于堇菜科（Violaceae）、茜草科（Rubiaceae）和葫芦科（Cucurbitaceae）等植物中。

从药用植物 *Oldenlandia affinis* 的水提取物中分离提取出 kalata B_1 成分,其结构为由 29 个氨基酸残基组成的环肽;经研究发现,其具有子宫收缩活性,可用于孕妇催产,还可抑制铃夜蛾属昆虫的生长。大环寡肽主要分布在堇菜科和茜草科植物中。从 *Chassalia parvifolia* 中发现的 circulins A~F,从 *Leonia cymosa* 中发现的 cycloviolins A~D,以及从 *Palicourea condensata* 中发现的 palicourein,均表现出抗 HIV 活性;来自于 *Psychotria longipes* 的 cyclopsychotride A 具有抵抗神经降压素的功能；而从 *Viola arvensis* 中发现的 violapeptide 表现出溶血活性的特点；另外，还有一些大环寡肽显示出抗菌和抗炎活性，如 kalata B$_1$ 和 circulin A 抑制革兰氏阳性菌的作用非常显著，而 circulin B 和 cyclopsychotride A 对革兰氏阳性菌和革兰氏阴性菌都具有活性。

4. 糖肽　糖肽是一种通过共价键将糖与氨基酸或多肽相连而形成的化合物，主要存在于糖蛋白和蛋白聚糖中。

茜草科植物云南茜草的根（小红参）中的环己肽配糖体，具有抗癌作用，并命名为 RY-Ⅱ，其苷元为茜草科环肽 RA-V。从五加科植物人参、三七等水溶性提取液中可分离得到一组分子量在 700~5 000Da 的糖肽类成分；经生物活性研究表明，该组糖肽具有拮抗脂肪分解活性、促进淋巴细胞转化、轻度抑制中枢神经的作用。同时，糖肽对损伤记忆的机体可起到促进恢复记忆的作用。

（二）动物活性肽

动物活性肽可以根据来源不同分为外源性活性肽和内源性活性肽。外源性活性肽多以特定的氨基酸序列肽片段存在于蛋白质中，并非人体自身产生，需要从外界摄入方可发挥生理功能。外源性活性肽进入机体后可转化为其他形式的肽，常用的转化方式多为磷酸化作用、酰基化作用以及糖基化作用。与外源性活性肽相反，内源性活性肽由动物机体的组织或器官产生，并对其本身具有一定的生理调节作用。人体内分泌腺分泌的肽类激素是内源性活性肽的典型代表，如促甲状腺激素、胸腺肽、胰岛素样生长因子等。

动物活性肽还可以根据功能不同，分为免疫调节肽、抗菌肽、抗氧化肽、降血压肽、抗血栓肽。

下面详细介绍两种应用较为广泛的动物活性肽：一种是抗菌肽，另一种是免疫调节肽。

1. 抗菌肽　抗菌肽（antimicrobial peptide，AMP）是在昆虫

经过免疫后,在其血淋巴细胞中发现的一类碱性多肽类物质,对细菌具有广谱杀菌活性。抗菌肽可以在不损伤机体细胞的前提下,起到抗真菌、抗寄生虫以及抗病毒的作用。对于离子强度较大、pH 较高或较低的生物环境,抗菌肽都表现出较强的抗性,还可以抑制胰蛋白酶和胃蛋白酶水解。

(1) 抗菌肽的来源举例

1) 从日本马氏蟹血淋巴得到的抗菌肽——polyphemusins 和鲎抗菌肽(tachyplesin),在浓度 5μg/ml 时就表现出抑制艾滋病病毒的作用。

2) 从南美叶泡蛙皮肤得到的抗菌肽——皮抑菌肽(dermaseptin),表现出强烈抑制疱疹病毒的作用。

3) 在离体条件下,鲎抗菌肽(tachyplesin)表现出抗双壳类动物病原的活性。新的复合物 T22([Tyr5,12,Lys7]-美洲鲎抗菌肽),表现出强烈抗 HIV 活性的特点,其 50% 抑制浓度为 2.6nmol/L。与高效抗 HIV 药物齐多夫定(AZT)相比,T22 的抗 HIV 活性高(50% 抗 HIV 活性为 52nmol/L)。T22 是一种具有高效低毒的抗 HIV 药。

4) 在海洋动物虹鳟鱼的鱼皮中分离得到的一种核蛋白肽具有显著的抗菌作用,尤其在抵御胞内或胞外病毒方面起着主要作用。在海鞘 Halocynthia roretzi 的血细胞中,通过分离得到了一种抗菌肽 Halocyamine A;研究表明,这种抗菌肽具有抑制个别鱼类 RNA 病毒和某些海水细菌生长的功能。

(2) 抗菌肽的生理功能

1) 天然免疫功能,主要通过体液免疫抵抗癌细胞的入侵。

2) 可以直接杀死病原菌。

3) 可以促进化学因子的表达和 T 辅助淋巴细胞的增殖反应。

4) 可以作为单核细胞和 T 淋巴细胞的趋化因子,提高它们在炎症反应部位的聚集速度。

5) 抑制对宿主有害细胞因子的生成,避免产生内毒素血症。

6）加快淋巴细胞及巨噬细胞的凋亡进程。

2. 免疫活性肽　1981 年开始了对免疫活性肽（immunostimulating peptide）的研究。免疫活性肽不仅可以促进机体淋巴细胞的增殖，还能够增强巨噬细胞的吞噬功能，进而增强机体抵御外界病原体感染的能力。来源于动物的促吞噬肽（tuftsin）和来源于微生物的胞壁酰二肽，都可以增强巨噬细胞的功能和宿主对病原体的非特异性反应，因此，两者具有抗肿瘤和抗病毒作用。在免疫活性肽中，对胸腺肽的研究较多。迄今为止，胸腺肽作为一种免疫因子在临床医学上应用十分广泛，比如对病毒感染和免疫缺乏症的治疗就常使用到胸腺肽。

（1）胸腺肽：胸腺肽是由胸腺组织分泌的具有生理活性的一组多肽。在淋巴细胞的生长、分化、成熟和免疫活性方面，胸腺起着重要作用。胸腺肽中包含多种激素，归属于 α、β、γ 三类，共同诱导 T 细胞的成熟分化。

1）胸腺肽的生理功能：①胸腺肽是一种特殊的免疫调节因子，具有免疫调节功能。②胸腺肽可以连续诱导 T 细胞分化发育的各个阶段。T 细胞具有多个不同的功能亚群，包括抑制性 T 细胞（Ts 细胞）、细胞毒性 T 细胞（Tc 细胞）以及辅助性 T 细胞（Th 细胞）。③胸腺肽 β_4 可以影响机体的生殖功能，这是因为胸腺肽具有促进下丘脑促黄体素释放激素释放的功能。④免疫荧光抗体定位实验表明，与自主神经功能和神经内分泌系统有关的皮质下核团（包括垂体和下丘脑）中的胸腺肽 α_1 浓度最高。

2）胸腺肽 α_1 的作用：①胸腺肽 α_1 多用于治疗慢性乙型肝炎和增强免疫系统反应性，不但可以促进 T 淋巴细胞的成熟，还能提高 γ 干扰素、α 干扰素、IL-2、IL-3 等因子水平。②胸腺肽 α_1 通过调节海马神经元内兴奋性突触的传递，进而影响中枢神经系统的神经生理功能。③在没有脂多糖（LPS）的情况下，可以直接激活肿瘤相关巨噬细胞（TAM），将巨噬细胞活化成杀伤肿瘤的状态。④可以提高经伴刀豆球蛋白 A 激活后淋巴细胞 IL-2 受体的表达水平,同时提高 IL-2 的分泌水平。

胸腺肽 α_1 配合粒细胞 - 巨噬细胞集落刺激因子(GM-CSF)、白介素 -4(IL-4)和肿瘤坏死因子(TNF)可以促使 TAM 分化成树突状细胞并促进其成熟。经研究发现,树突状细胞在体外具有很强的抗肿瘤能力,在免疫治疗中可在很大程度上抑制肿瘤的生长。

(2)抗肿瘤活性肽:近年来,具有抗肿瘤生物活性的多肽受到了广泛关注。抗肿瘤肽分子量小,具有抗肿瘤特异性高、免疫原性低、低毒等优点。在动物、植物、微生物中均有抗肿瘤活性肽的发现。

1)牡蛎活性肽:低分子牡蛎活性肽 1(bioactive peptides of oyster 1,BPO-1)是从牡蛎匀浆液中分离得到的,并具有抗肿瘤作用,可明显抑制胃腺癌和肺腺癌细胞的生长和分裂增殖,使癌细胞形态发生改变,失去原有恶性表型,从而达到抗肿瘤的目的。

2)大蹼铃蟾皮肤活性肽:在中国两栖动物大蹼铃蟾的皮肤分泌物中分离得到了一种单链多肽——大蹼铃蟾多肽,其分子量为 269 814Da,为多肽全序列一级结构。该多肽具有明显抑制细菌、真菌、肿瘤细胞的生长和抗艾滋病病毒的作用,可用于制备抗微生物感染、抗肿瘤、抗艾滋病药物。

3. 肌肽 肌肽(carnosine)是生物体内典型的天然抗氧化肽,大部分存在于有氧代谢活跃的组织内,如动物的肌肉和脑等组织内。肌肽的生物功能如下:

1)肌肽具有显著的抗氧化活性。

2)肌肽具有螯合金属离子的能力,能够抑制由金属离子引起的脂肪氧化作用,从而延缓细胞的衰老和功能的衰竭。

3)肌肽能通过抑制脂质氧化减少丙二醛(MDA)的生成。

4)可显著降低由 Fe- 过氧化氢引发的蛋白质羟基化。在 $FeCl_3$ 和 H_2O_2 的反应体系中,肌肽能抑制清蛋白的羟基化,并且肌肽的浓度越大对蛋白质的保护作用越强。

5）肌肽还具有促血管舒张和促细胞代谢等作用。

（三）微生物活性肽

为了适应特殊的生存环境,海洋微生物可产生不同结构和功能的天然活性物质。一些海洋微生物中的生物活性肽具有抗肿瘤、抗病毒、抗细菌、调节免疫的作用,如放线菌、真菌、细菌、微藻等。

分布在蓝藻细胞类囊体膜上的藻蓝素,主要用于激光治疗癌症,并可开发作为光敏剂。因其具有强烈的荧光,可制成荧光探针,主要用于免疫学、细胞学等方面的研究。

海藻多糖作为一种免疫调节剂,可促进各类免疫活性细胞成熟、分化和繁殖,使机体免疫系统趋向平衡或增强。螺旋藻多糖（SPS）能恢复 T 细胞被环磷酰胺损伤后的 E 玫瑰花环的形成能力。SPS 还能消除或减轻环磷酰胺（CTX）抑制机体免疫系统的作用。

从多孔菌科真菌赤芝或紫芝的干燥子实体（灵芝）中提取分离出的灵芝多肽 GPC1、GPC2、GPC4、GPC5,能降低氧自由基活性,调节细胞的生长、分化,营养、修复表皮细胞,在抗衰老、养颜方面具有明显疗效。

云芝来源于灵芝同科属植物,从中提取分离得到的云芝糖肽（PSK）具有提高免疫力的作用。

第三节　中药活性肽的制品及分类

随着现代生物工程技术的不断进步,更多的中药活性肽被分离和提取,最后加工成易服用的制品。根据制备中药活性肽的来源和方法,将中药活性肽制品分为如下几类。

（一）天然活性肽（激素类和酶抑制剂等）

根据来源和功能的不同,天然活性肽可分为以下几类。

1. **肽类激素**　肽类激素由内分泌腺分泌。常见的肽类激素有促甲状腺激素、促生长激素释放素、胰岛素样生长因子、胸腺肽，以及胰腺分泌的胰岛素等。

2. 组织激肽　组织激肽由血液或组织中的蛋白质经专一的蛋白酶水解所产生。常见的组织激肽为缓激肽和胰激肽。

3. 神经肽　多作为神经递质或神经活动的调节因子。

4. 来源于昆虫、微生物、植物等生物体的抗菌肽　包括阿片肽、表皮生长因子(EGF)、成纤维细胞生长因子(FGF)、血小板衍生生长因子(PDGF)、角质细胞生长因子(KGF)等。

（二）通过蛋白酶水解法制备的活性肽

蛋白酶水解法制备的活性肽，是指利用蛋白酶直接将蛋白质水解，再经分离纯化得到的生物活性肽。据研究，运用蛋白酶水解法生产的活性肽产品具有溶解性好、耐酸、耐热能力强的优点。有关蛋白质水解物制品的分类原则如下：

1. 按制备活性肽原料的不同，可分为胶原蛋白肽、酪蛋白肽、珠蛋白肽、乳清肽、血清肽、玉米肽、大米肽、大豆肽、小麦肽、心肽、脑肽、肝肽、脾肽、肺肽、肾肽、骨髓肽等。

2. 按活性肽的功能性质、生理作用的不同，可分为低过敏性强化蛋白质水解物产品、经过特殊生理作用后的强化蛋白质水解物的药物膳食。

（三）通过微生物发酵法制备的活性肽

运用微生物发酵法生产活性肽，不需要微生物蛋白酶的提取纯化，而是将微生物接种于原料后，直接利用微生物在生长过程中产生的各种酶类生产活性肽。很多微生物，如德氏乳杆菌保加利亚亚种、嗜热链球菌、干酪乳杆菌、双歧杆菌等有极强的酶生产能力，能够产生活性肽并在发酵过程中逐渐释放出来。微生物发酵法产生的活性肽可通过食用发酵食品的方式直接摄入，具有安全性高、成本低等优点。

用微生物发酵法生产活性肽，主要用于生产乳制品。发酵乳制品可以调节肠道微循环菌群的平衡，抑制腐败菌，从而预防和治疗便秘、细菌性腹泻；产生的有机酸可以促进胃肠蠕动；可以降低血清中胆固醇的含量。长期饮用发酵乳可以延长癌细胞出现的时间，降低癌症的发病指数，抑制癌细胞生长。发酵乳中的乳酸菌可以激活巨噬细胞和 NK 细胞，从而起到免疫调节的作用。

（四）通过化学法、DNA 重组技术合成的活性肽

化学法是将氨基酸的羧基端固定到不溶性树脂上，然后脱去该氨基酸上的氨基保护基，同下一个氨基酸的活化羧基形成酯键，不断重复这个过程，从而延伸肽链，最终形成多肽。化学法多用于多肽和蛋白质的研究，尤其是短肽的合成，如酪啡肽和酪激肽等。

化学法的缺点是成本高、耗时、合成效率和纯度低，以及合成试剂的毒性大。

重组 DNA 法也广泛用于制备活性肽，大多用于蛋白质和大肽的生产，而对于短链活性肽，使用本法是有限的。

第四节　中药活性肽的发展现状

中药活性肽在药物和保健品的开发利用方面取得了一定的成就，在消费市场也受到了消费者的广泛好评，但是我们对中药活性肽吸收、转运、代谢方面的研究还不够深入彻底。

中药活性肽大多来源于动物。多肽类物质分布在各种生物体内，对其来源需要进一步研究。在动物的脏器、组织内存在着不同的活性肽，这些活性肽所具有的生理功能也不尽相同。用于提取分离活性肽的原料仍需进一步探究，如某些原料可以分别提取分离出胸腺腺素、淋巴细胞抑素等不同物质。我们相信，对开发较少的脏器进行研究，有希望发现更多的活性肽。

植物来源的活性肽大多作为保健品使用，如大豆中的大豆肽在降血压和抗氧化方面效果显著，已有部分产品进入保健品市场，深受消费者青睐。

从中药材中提取制备活性肽也是肽类药物研发的热点方

向。截至目前,在植物中已经发现了几十种具有重要生物功能的活性肽,如具有抗氧化、降血糖、降血压、抗癌等功能的活性肽。

昆虫生存能力强,可以在除海洋之外的所有生态环境中存活,成为世界上最大的生物种群。当昆虫受到外来病菌的刺激时,体内会产生大量抗菌肽以消灭病菌,实现自我保护。这些来自于昆虫的抗菌肽对病毒、原虫及癌细胞等起到一定的作用,几乎不损伤正常细胞。

海洋生物中含有很多活性肽,功能多样、毒副作用小、特异性强,目前已经广泛用于抗炎、抗肿瘤、抗病毒药物的研发。

微生物是产生生物活性物质的源泉,包括活性肽。如微生物产生的多肽——环孢素,在临床上常用作免疫抑制剂。

(一)中药活性肽在重要领域的研究进展

1. 有关抗氧化肽的研究 研究者在植物、动物蛋白水解产物中的抗氧化肽方面展开了相关研究。在适宜条件下,很多动物、植物蛋白都能水解产生抗氧化肽,因此在制备天然抗氧化肽方面有了来源上的保障。目前,关于蛋白水解产物中抗氧化肽的研究处于实验室阶段,一般通过体外试验进行有关抗氧化肽作用的研究,如抑制脂质过氧化、清除自由基等。常见的体外创造自由基的体系有芬顿(Fenton)体系、邻苯三酚自氧化体系以及黄嘌呤 - 黄嘌呤氧化酶体系。体内抗氧化实验刚刚起步。抗氧化肽分离和纯化困难,与其酶解过程的复杂性、成本较高以及蛋白质、肽和氨基酸混合体系的复杂性有关。随着现代生物工程技术(包括上游技术和下游技术)的不断进步,很多不同来源、不同特性的商品蛋白酶逐渐出现;由于酶成本的降低,通过特定蛋白质资源进行限制性酶解从而生产出各种活性肽将成为可能。

(1)大米蛋白:是一种优质的植物蛋白质。研究发现,大米蛋白酶解物具有抗氧化活性。在大米清蛋白的酶解物中获得的一种寡肽,具有抗类阿片样活性作用,称之为 Oryzatensin,其一级结构为 Gly-Tyr-Pro-Met-Tyr-Pro-Leu-Pro-Arg（GYPMYPLPR）。

（2）玉米肽：是以玉米蛋白粉为原料，经水解得到的分子量小但活性高的短链分子混合物。随着人们越来越崇尚健康生活，玉米肽在食品保健领域前景广阔。应用最多的是玉米肽的抗氧化功能。玉米肽可以有效抑制超氧阴离子自由基和羟自由基，还能明显抑制细胞和组织脂质过氧化反应的发生。

（3）水解大豆中的大豆蛋白得到的酶解物可以抗亚油酸脂质过氧化，最终得到 6 种抗氧化肽，其中 5 肽（Leu-Leu-Pro-His-His）的分子量最小。利用中性蛋白酶酶解大豆蛋白，酶解物的抗氧化活性较强。当浓度为 0.1~250mg/ml 时能够有效清除羟自由基（·OH），但浓度处于 0.1mg/ml 以下时抗氧化作用不明显，几乎不存在。

（4）乳蛋白抗氧化肽：以新鲜的脱脂乳或脱脂乳粉为原料，经过微生物发酵或其他方法，可将蛋白质转化为小分子肽类，如 Leu-Leu-Met 肽、Thr-Lys-Pro-Arg 肽和 Gly-Cln-Pro-Arg 肽等。这些肽类具有一定的抗氧化活性，能够消除自由基和过氧化物，螯合重金属离子，提高 DNA 合成速度，促进组织细胞再生。乳肽具有抗氧化、延缓衰老的作用，其机制可能与乳蛋白活性肽中的巯基肽类有关。

（5）海洋生物类抗氧化肽：用于清除体内自由基的多种活性肽在海洋生物中可被分离得到，因此海洋生物中的活性肽具有抗氧化功能。如鲭鱼肽对低密度脂蛋白氧化起到抑制作用；从栉孔扇贝中可提取得到具有能够清除超氧负离子和羟自由基，而且还能延缓皮肤衰老的海洋多肽。另外，分子量在 2 000Da 以下的海参肽，在延缓机体衰老方面可起到重要作用；作用机制是，海参肽抗氧化能力很强，可清除体内自由基、还原过氧化氢和过氧化脂质、保护生物体膜、防止肌肉萎缩变硬并保持皮肤水分和弹性。

2. 有关抗肿瘤活性肽的研究 近年来，具有抗肿瘤生物活性的中药活性肽在临床应用的研究已受到了广泛关注。恶性肿瘤是当今危害人类健康和生命的重大疾病之一。化疗和放疗在临床上为恶性肿瘤的主要治疗方法,但常具有严重的毒副作用,所以很有必要开发更加高效、低毒的抗肿瘤药物。中药来源的抗肿瘤活性肽对特定靶点的作用具有选择性强、药效好、副作用少等特点;其不足之处在于,在人体内的半衰期短。通过长效结构修饰可弥补上述不足,因此在抗肿瘤药物的研发方面,中药抗肿瘤活性肽将会有更大的发展潜力。更多的研究证明,蝎毒、蛇毒、蜂毒等动物分泌产生的毒液中含有的多肽类物质具有很强的抗肿瘤活性,在新型抗肿瘤药物的开发与研究上具有广泛的应用前景。据研究,一些其他动物毒素如蜘蛛、蟾蜍分泌的毒素也具有抗肿瘤作用。在抗肿瘤活性肽药物的研究方面,动物毒素活性肽已成为一个热点研究方向。但是目前,这项研究正处于起步阶段。不同的活性肽,其抗肿瘤的作用方式有一定的差异,故对抗肿瘤药物的开发具有多向性。按照作用特点的不同,抗肿瘤药物可分为抑制或杀死肿瘤细胞的化疗药物、抑制肿瘤细胞转移的药物、化疗或放疗药物的靶向载体、免疫增强剂等。在临床上,将多种类型的药物联合使用,是提高治疗效果的一个重要方式。

(1)来源于蝎毒的抗肿瘤活性肽:近日,研究人员从东亚钳蝎分泌的蝎毒中提取分离出了 PESV 成分。PESV 分子量约 6~7kDa,氨基酸残基有 50~60 个。PESV 通过抑制内皮细胞增殖和诱导内皮细胞凋亡过程,发挥抗血管生成功能,同时这个机制也可以抑制机体 S180 肉瘤和 H22 肝癌的生长。PESV 抑制蛋白 Bcl-2 基因的表达,达到促进前列腺癌 DU-145 细胞凋亡的目的,在临床上可用于治疗前列腺癌。PESV 还可提高机体免疫功能。另有研究表明,PESV 可以显著抑制胰腺癌肝转移,且其作用机制是抑制 MIA-PaCa2-3 细胞穿过人工基底膜的能力。从东亚钳蝎分泌的蝎毒中提取分离的一类多肽类物质——APBMV,对多种肿瘤细胞的生长起到抑制作用,且其作用机制是促进肿瘤细胞的凋亡和提高人体免疫力。

在蝎毒中发现的单组分活性肽 Chlorotoxin（Cltx）是一类分子量约 4kDa 的短肽，对基质金属蛋白酶 -2（MMP-2）的活性起到抑制作用并降低了 MMP-2 的表达，且作用机制是其可特异性地与神经胶质瘤细胞表面结合。Cltx 因具有特异性地与神经胶质瘤细胞表面结合的特点，多作为药物的靶向载体来使用。CItx 与 ^{131}I 相连接，多用于脑瘤患者的术后靶向放疗；研究证明，该法能提高患者存活率。目前临床上，Cltx 多与超顺磁性纳米探针相连接，来检测神经胶质瘤，并进行磁共振成像；该法具有特异性高、安全性好的特点，将成为临床诊断和治疗神经胶质瘤的通用方法。

（2）来源于蛇毒的抗肿瘤活性肽：通过对蛇毒的研究，发现其含有具有抗肿瘤作用的活性肽单体。从尖吻蝮蛇毒中分离出具有抑制人卵巢癌 A2780 细胞、胃癌细胞株 SGC-7901 作用的小分子多肽；其机制是，促进细胞凋亡，并对细胞与细胞外基质黏附起到抑制作用。

（3）来源于蜂毒的抗肿瘤活性肽：从蜜蜂分泌的蜂毒中分离提取的含有 26 个氨基酸残基的蜂毒肽（melittin，又称蜂毒素），有多种生物活性功能，而其抗肿瘤作用为主要的研究领域。蜂毒肽对肝癌细胞系 SMMC7721、肝癌 BEL-7402 细胞、骨肉瘤 U20S 细胞、骨肉瘤 UMR-106 细胞、胃癌 BGC823 细胞等多种肿瘤细胞的生长和增殖起到明显抑制作用，并且可以促进肿瘤细胞凋亡。蜂毒肽的抗肿瘤机制可能是，影响线粒体膜蛋白 7A6 的表达及凋亡相关基因产物 Fas 及其配体 FasL 信号传导途径，下调细胞增殖核抗原 PCNA 的表达，干扰细胞周期等。蜂毒肽的抗肿瘤作用与其具有抗血管生成活性密切相关。蜂毒肽可抑制 ECV304 细胞表达血管内皮生长因子（VEGF）和碱性成纤维细胞生长因子（bFGF）的能力，并降低 VEGF 和 bFGF 的活性，抑制细胞的增殖和迁移，从而抑制 ECV304 细胞血管生成；其机制可能与阻滞细胞周期、诱导细胞凋亡有关。

蜂毒肽虽然抗肿瘤作用强，但却有溶血不良反应，这一特点限制了其在临床上的应用。为了降低其溶血的缺陷,研究人员通过发酵的方法对蜂毒肽基因的结构进行了修饰,显著降低了其溶血性。

3. 有关抗菌活性肽的研究　当昆虫受到外界环境刺激时,其体内产生的抗菌肽,具有很多抗菌活性,可强力杀伤细菌、真菌、原虫、病毒及癌细胞等。在病菌侵入机体的情况下,抗菌肽可快速杀灭病菌,并防止病菌的继续感染。抗菌肽作用于细菌细胞膜,通过增加细胞膜的通透性来杀死微生物。

天蚕素(cecropin)是用蜡状芽孢杆菌(bacillus cereus)诱导惜古比天蚕(Hyalophora cecropia)后产生的具有抗菌活性的多肽物质。除此之外,其他生物体也含有爪蟾抗菌肽(magainin)、蜂毒肽(melittin)、防御肽(defensin)等抗菌肽成分。

4. 有关降血压肽的研究　中药活性肽制品可作为药物或保健食品来使用,且小分子肽是其主要有效成分。从动、植物中药中提取分离出的活性肽,成为多肽类药物研究的重要内容。

大豆蛋白被不同的蛋白酶水解后,其酶解液含有可以降低血压的血管紧张素转换酶(ACE)抑制因子。通过高效液相色谱法,从大豆酶解液中提取分离到的片段,可明显抑制 ACE 活性,且在动物体内具有抗高血压活性。运用碱性蛋白酶水解法,可从花生中得到能强烈抑制 ACE 的活性肽。水解小麦胚芽,通过 Sephadex G-15 纯化、RP-HPLC 分离,得到的氨基酸序列为 Ala-Met-Tyr 的组分 X,具有强烈抑制 ACE 的作用。水解玉米谷蛋白后,从水解物中分离出的一种序列为 Pro-Ser-Gly-Gln-Tyr-Tyr 的膜结合蛋白肽,广泛存在于生物体内,主要存在于肺毛细管内皮细胞;其调节血压的作用机制是,参与体内肾素 - 血管紧张素系统(RAS)和激肽释放酶 - 激肽系统(KKS)。

5. 有关降血糖活性肽的研究　降血糖肽可从苦瓜中分离得到,当皮下注射时,其降血糖功效强,药效持久,临床上对 1型、2 型糖尿病都有显著疗效。

6. 有关降胆固醇活性肽的研究　利用碱性蛋白酶水解大

豆蛋白,从水解物中得到的活性肽具有降胆固醇的功效。运用 Sephadex G-15 凝胶过滤色谱法,从大豆蛋白水解物中可得到大豆降胆固醇肽。经过研究发现,大豆蛋白水解液还能增加免疫脏器的重量,促进机体生长发育,并且可以显著促进机体巨噬细胞的吞噬、淋巴细胞的转化、B 细胞免疫和胃肠道黏膜免疫功能。

7. 抗凝血溶血栓活性肽的研究　地龙又名蚯蚓(earthworm),为钜蚓科动物参环毛蚓 *Pheretima aspergillum*(E. Perrier)、通俗环毛蚓 *Pheretima vulgaris* Chen、威廉环毛蚓 *Pheretima guillelmi*(Michaelsen)或栉盲环毛蚓 *Pheretima pectinifera* Michaelsen 的干燥全体,有清热定惊、通络平喘、利尿等作用。地龙体内的小分子量多肽称地龙肽,种类多、生物学功能复杂。地龙中含有生物活性的肽包括纤维蛋白溶解酶、催产素相关肽、肌肉运动活性肽、抗菌肽等。

正蚓科蚯蚓的水提物经过分离得到蚓激酶,可以直接溶解纤维蛋白及纤溶酶原激活物、延长体外血栓形成的时间,既抗凝血但又不止血,对预防和治疗各种血管栓塞类疾病具有明显疗效。在体内抗凝血系统中,起到抗凝血作用的成分主要有凝血因子、组织型纤溶酶原激活物(t-PA),主要分布在小动脉毛细血管与静脉内,由血管内皮细胞释放;其特点是可以激活与纤溶蛋白结合的纤溶酶原,对纤维蛋白的溶解起到促进作用,使血管内血液循行畅通。

(二) 生物工程技术在中药活性肽类药物中的应用

1. 新型活性肽突变体类药物　对天然活性肽结构的改造可以通过基因定位突变的方法来完成。如人降钙素突变体、重组水蛭素突变体,是通过改变天然活性肽的某些性质而获得的。通过定位突变获得的突变体,明显提高了药物的稳定性与生物活性,并减少了天然活性肽类药物对人体的不良反应和副作用。

2. 克隆天然活性肽基因、重组表达新的活性肽类药物　克隆天然活性肽基因、重组表达新的活性肽类药物是活性肽类药物产业化的重要研究领域。通过克隆和基因重组技术,已获得的活性肽类药物有人胰岛素、南瓜胰蛋白酶抑制剂 1、人纽表位肽 12、人心钠肽等。

3. 利用酶工程生产活性肽类药物 酶工程是将酶学理论与化工技术结合,通过酶的催化作用进行的物质转换技术,是一种新技术。利用酶工程技术生产活性肽类药物时,为了降低其生产成本,需要用固定化动物细胞。通过酶解蛋白质生产活性肽,已降低了生产成本,这是非常有意义的。

4. 利用转基因动植物生产活性肽类药物 利用转基因动植物生产活性肽类药物引起了社会广泛关注,如从转基因烟草中获得了红细胞生成素、从转基因萝卜中获得了干扰素。利用转基因动植物生产活性肽类药物,产量高、成本低。

(三)活性肽类保健品的研究与生产概况

活性肽类保健品逐步走进大众的生活。小分子活性肽保健开始被很多生产者重视。与其他保健品相比,小分子活性肽保健品具有生物活性好、吸收率高等优点,而且在国内市场上占据了一席之地。例如,功能性活性肽保健品——安泰胶囊,可以修复已受损伤的肝细胞、分解肝脏脂肪。除此之外,还有多肽冲剂、大豆多肽口服液、谷胱甘肽口服液、蛋白肽口服液等活性肽类保健品逐步上市。活性肽类保健品的制备还可以用不同的动物、植物、藻类等来源的蛋白质为原料,采用蛋白酶水解法生产多种肽类产品。

(四)我国活性肽类药物产业存在的主要问题

1. 重复过多,技术落后 国内一些制药企业在项目选择上常缺乏对市场的充分调查,国内有关产业对生物药物利润的期望值太高导致投资过热,因此可见生物药物品种少而生产企业多的现象。另外,来源于动物的药物也是这样,如多家企业从事生产胸腺肽。

2. 仿制为主,创新不够 大多数活性肽类药物属于仿制药,对新的活性肽类药物的开发较少。形成这种局面的原因有研究能力差、人才少、科研资金不足等。

3. 产业化规模小,生产品种少　同发达国家相比,我国对活性肽类药物的生产还未形成大的产业链,生产的品种少,并且支柱产业和支柱产品少、销售额低。受到体制、人才、资金投入、市场观念等多种原因的影响,活性肽类药物的生产还未全面形成现代化、规模化的生产格局。

🌱 参考文献

[1] 孙景临,杜秀宝,范崇旭,等.一种槲寄生多肽的一级结构分析和抗肿瘤活性[J].药学学报,2004,39(10):813-817.

[2] 徐力,李相鲁,吴晓霞,等.一种新的玉米抗氧化肽的制备与结构表征[J].高等学校化学学报,2004,25(3):466-469.

[3] 荣建华,李小定,谢笔钧.大豆肽体外抗氧化效果的研究[J].食品科学,2002,23(11):118-120.

[4] 王兆朋,张维东,张捷,等.蝎毒多肽提取物对非激素依赖性前列腺癌细胞增殖抑制作用的实验研究[J].中国药理学通报,2006,22(8):938-942.

[5] 辛志宏,马海乐,吴守一,等.从小麦胚芽蛋白中分离和鉴定血管紧张素转化酶抑制肽的研究[J].食品科学,2003,24(7):130-133.

[6] 刘健敏,钟芳,麻建国.大豆蛋白酶解产物降胆固醇活性的初步研究[J].河南工业大学学报:自然科学版,2005,26(3):41-44.

第四章

中药活性肽的应用与展望

近年来,中药活性肽的研究较多,这为今后发掘中药的新用途、丰富活性肽的内容提供了思路,展现出广阔的前景。

第一节　中药活性肽的功能研究

从机体之外产生的生物活性肽称外源性生物活性肽;存在于动植物和微生物体内的天然生物活性肽和蛋白质降解后产生的生物活性肽成分也属于外源性生物活性肽。分子量小的生物活性肽更易被人体吸收。研究表明,胃肠道能够完整吸收较短的肽段而不将其降解,因此,短肽在生物活性肽的研究中成为关注的热点。近年来,除了中药活性成分生物碱类、黄酮类、挥发油类、苷类、萜类等小分子物质,中药活性肽日益受到重视。中药活性肽具有如下特点:分子量小、组织穿透力强、吸收效率高,转运速度快、不与其他物质竞争载体且载体不易饱和;作为蛋白质合成的中间产物,可直接被利用,且能够参与组织蛋白质的合成和调节;溶解性好、性质稳定,可大量制备等;口服或注射效果均较为理想。目前已证实中药活性肽在生长发育、美容护肤、抗炎、抗氧化、免疫调节、治疗慢性疾病等方面都显示出良好的生物活性。因此,中药活性肽具有较大的潜在药用价值,成为了中药药物研发的热点之一。对富含活性肽的中药进行深入研究与开发,具有重要的理论价值和现实意义。

当前,大多采用化学法、微生物发酵法、生物酶法水解蛋白质获取中药活性肽。其中较常用的是酶解法,反应过程温和,能够保证肽结构的完整性。根据加入生物酶种类及反应步骤的不同,酶解法可分为单酶酶解法、分步酶解法和混合酶解法。蛋白质经过特定蛋白酶的水解处理后,分子量降低、离子性集团数增加、疏水基团暴露,从而改善了蛋白质的乳化效果,增加了保水能力,提高了机体的吸收率及吸收速度。

一、生长发育

生长是指身体各部分重量增加和形态变大,侧重于量的改变;发育是指细胞、组织和器官的分化、完善与功能上的成熟,侧重于质的分化。两者密切相关,生长是发育的物质基础,而发育状况又反映在生长的量的变化。中药活性肽对生长发育影响的如下:

(一)植物类

1. 大豆　又名黄豆、黄大豆,为豆科植物大豆的种子。味甘,性平;归脾、大肠经。功能健脾宽中,润燥消水。主治疳积泻痢,腹胀鼠疫,妊娠中毒,疮痈肿毒,外伤出血。现代药理研究表明,大豆富含易被机体吸收的优质蛋白,除此以外,还有脂肪、糖类、维生素及钙、磷、铁等。大豆蛋白含有人体所需的大部分必需氨基酸,有"植物肉"和"绿色乳牛"的美誉。

大豆肽(SBP)是以大豆蛋白为原料,经蛋白酶解或微生物发酵生成的。蛋白酶解获得的 SBP 分子量一般在 1 000U 以下,而微生物发酵生成的 SBP 一般为多肽,分子量在 2 000U 以上。畜禽生产上,在饲料中添加一定浓度的大豆肽,可刺激胃肠道黏膜发育,刺激和诱导酶活性上升,提前完善幼畜消化功能,提高其生产性能。不仅如此,大豆肽还具有促进胃肠道菌群生长,改善胃肠道健康状况的功能。研究表明,大豆肽能显著促进蛋鸡胃肠道乳酸菌的生长,并抑制大肠杆菌等的生长。日粮中添加 80~120g/kg 的大豆肽能够提高肉鸡生长初期的肠道杯状细胞数量,增加肉鸡肠道绒毛长度与隐窝深度比值,有利于提高肉鸡的消化吸收能力。此外,大豆蛋白的酶解物可刺激细菌生长,特别是乳酸菌族的生长。在断奶仔猪粮中添加0.3%的SBP(1 000U),经研究发现,SBP可通过增强仔猪抵抗力、平衡大肠微生物区系和保护肠道微生态结构等促进仔猪的生长。

2. 棉粕 研究表明,棉粕经枯草芽孢杆菌-1和酿酒酵母混合固态发酵后,可产生32.13%的棉粕寡肽。棉粕寡肽具有抗氧化活性和免疫活性,可以提高黄羽肉鸡的生长性能和屠宰性能,促进日粮中营养物质的消化吸收,提高机体的免疫力和抗氧化功能。研究表明,在小鼠日粮中添加棉粕寡肽,可以提高小鼠的生长性能,促进小鼠小肠小肽载体 $PepT_1$ 的表达。

3. 玉米 禾本科植物玉蜀黍的种子。甘淡,微寒。入手、足阳明经。具有调中开胃、益肺宁心、健脾开胃的功效。煎服亦有利尿之功。以玉米蛋白粉为原料,经水解、超滤分离和真空冷冻干燥技术制备,可获得不同分子量的玉米肽。在小鼠日粮中添加不同分子量的玉米肽,经研究发现,玉米肽有利于小鼠的采食量和体重增长,且其他生长发育指标变化正常,机体发育良好。

（二）动物类

1. 鹿茸 鹿茸为鹿科动物梅花鹿或马鹿的雄鹿未骨化密生茸毛的幼角。甘、咸,温;归肾、肝经。始载于《神农本草经》,具有壮肾阳、补精髓、强筋骨、调冲任、托疮毒之功。主治肾虚、头晕、耳聋、目暗、阳痿、滑精、宫冷不孕、羸瘦、神疲、畏寒、腰脊冷痛、筋骨痿软、崩漏带下、阴疽不敛及久病虚损等。研究表明,鹿茸具有促进生殖系统发育,健体强身,促进肌肉发育,改善造血功能,提高机体免疫力,使外伤迅速愈合,延缓衰老等多方面药理作用。作为一种特殊的软骨组织和可连续再生的哺乳动物器官,鹿茸含有多种活性因子,包括19种以上氨基酸、9种脂肪酸、10种磷脂、多肽、多糖、多胺、胶原蛋白、生长激素和生长素、硫酸软骨素、前列腺素、核苷酸、维生素、神经节苷脂,以及神经生长因子、表皮生长因子、胰岛素样生长因子、转化生长因子等活性物质,还含有大量的无机元素(已经从鹿茸各部位检测出无机元素26种,其中有人体必需的常量元素5种和人体必需的微量元素11种)。鹿茸多肽作为鹿茸中的天然活性成分,占鹿茸总湿质量的50%~60%,是鹿茸中最为重要的生理活性物质之一,分子量在0.2~10kDa。研究表明,鹿茸多肽不仅有加速实验动物大鼠背部皮肤缺损修复和促进骨折愈合的作用,还能明显刺激软骨细胞和成骨样细胞的增殖,并呈现量效关系,且无种属特异性。此外,研究发现,鹿茸多肽能使雄鼠血浆中睾酮和黄体生成素含量增加,从而起到一定促生长的效果。

据报道,鹿瓜多肽是鹿科动物梅花鹿的骨骼和葫芦科植物甜瓜的干燥成熟种子,经分别提取后制成的灭菌水溶液,因含有骨诱导多肽生物因子而具有刺激成骨细胞增殖,促进新骨生成的作用。

2. 阿胶 阿胶为马科动物驴的干燥皮或鲜皮经煎煮、浓缩制成的固体胶。性平,味甘;归肺、肝、肾经。作为一种重要的中药,阿胶具有多种功效。研究发现,源于驴血清白蛋白的生物活性肽HP-6具有类似阿胶补血的功能,而富含驴血清白蛋白的驴血清经酶解后也具有与HP-6相类似的功能。HP-6可增强小鼠造血功能,并能够辅助小鼠造血系统抵抗化疗药物损伤,同时可促进小鼠肝、肺发育,且未见长期生物毒性。实验表明,驴血清与胰蛋白酶的反应产物对小鼠是安全无害的,可以在一定程度上促进小鼠体重增长以及各主要脏器发育;在大多数情况下,驴血清与灭活胰蛋白酶的反应产物具有更好的促进效果,而对于肺部的发育,驴血清胰蛋白酶酶解物却有更好的作用。

3. 骨髓 骨髓不仅是造血器官,也是重要的免疫器官。骨髓的重要功能就是生成各种细胞的干细胞,这些干细胞通过分化再生成各种血细胞如红细胞、白细胞、血小板、淋巴细胞等。骨髓肽是从牛羊等动物骨髓中获取原料,利用生物技术制得的具有生物活性的多肽。研究表明,羊骨髓肽(MP)和羊骨髓肽钙螯合物（MP-Ca）均可促进体外培养成骨细胞的增殖并增强其成骨活性,且后者效果更好。此外,骨髓肽对患者术后伤口迅速愈合具有一定的效果,不仅能够减少患者痛苦的时间,降低费用,还可以降低感染的概率。

二、美容护肤

皮肤由表皮（上皮组织）和真皮（结缔组织）构成。胶原蛋白又称胶原,是皮肤真皮的主要组成成分,约占细胞总蛋白的25%,具有促进细胞弹性收缩的作用,是皮肤承受拉力的物质保障。研究发现,成纤维细胞能够诱导胶原蛋白和细胞因子分泌,从而增加皮肤弹性,所以促进成纤维细胞的增殖可起到一定的皮肤抗衰老作用。简单来说,增加皮肤胶原蛋白的含量、促进成纤维细胞的增殖可抵抗皮肤老化。酪氨酸酶是皮肤黑色素生成过程中的关键酶和限速酶,因此其含量及活性的测定可反映黑色素的生成量。酪氨酸酶抑制剂的作用就是阻断酪氨酸向黑色素转化,可用于治疗雀斑、黄褐斑、老年斑等色素沉着皮肤病。

近年来,有关中药活性肽在护肤方面的研究越来越受到关注,如某些中药中的胶原蛋白肽。胶原蛋白肽敷于皮肤表面,因分子量小、吸收性好,可渗透至皮肤内部而起到保湿、改善皮肤弹性的作用,同时还可抑制酪氨酸酶的活性,清除体内自由基,减少黑色素的产生,起到美白功效。以下介绍用于美容护肤的中药活性肽情况。

（一）植物类

1. 枸杞子 又名却老子、血杞子,为茄科植物宁夏枸杞的干燥成熟果实。味甘,性平;归肝、肾经。功能主治:虚劳精亏,血虚萎黄,腰膝酸痛,眩晕耳鸣,目昏不明,内热消渴。现代药理研究表明,枸杞子含多糖、甜菜碱、黄酮类、维生素、牛磺酸、γ-氨基丁酸及钙、磷、铁等。枸杞子粗蛋白含量约占10.6%,包含18种氨基酸,其中8种为人体必需氨基酸。因其抗衰老功效,在《神农本草经》中被列为上品。近年来人们发现,经中性蛋白酶和木瓜蛋白酶复合酶酶解获得的枸杞多肽具有一定的抗衰老作用,主要表现为显著提高 D- 半乳糖(D-gal)致衰老模型小鼠血清、肝、心和脑组织中超氧化物歧化酶(SOD)活性,降低丙二醛(MDA)含量,表明枸杞多肽具有一定的抗氧化作用。

2. 南瓜子　又名南瓜仁、北瓜子、倭瓜子,为葫芦科植物南瓜的成熟种子。味甘,性平;归胃、大肠经。功能主治为杀虫,下乳,利水消肿。现代药理研究表明,南瓜子含南瓜子氨酸,南瓜子中的蛋白质含量高达 30%~40%。以南瓜子为原料制备南瓜子蛋白,采用酶解法酶解南瓜子蛋白得到 5 种南瓜子多肽,其中通过碱性蛋白酶 - 胰蛋白酶酶解制备的南瓜子多肽(JX-Y)的水解度、产率最高。研究发现,以南瓜子粕为原料,采用蛋白酶水解法制备南瓜子多肽 P-1、P-2、P-3,其中分子量最小的南瓜子多肽 P-3 促进人皮肤成纤维细胞活力的性能最优;对产生氧化应激反应的成纤维细胞具有显著修复作用,可减少衰老相关 β- 半乳糖苷酶含量,提高细胞存活率、降低衰老细胞数量。同时,南瓜子多肽 P-3 亦可显著抑制 H_2O_2 诱导的人皮肤成纤维细胞早衰,其机制可能是:一方面提高超氧化物歧化酶活力、谷胱甘肽(GSH)含量;另一方面可增加人皮肤成纤维细胞内胶原蛋白和弹性蛋白的含量,提高人永生化角质形成细胞(human immortalized epithelial keratinocyte, HaCaT)内透明质酸的含量。

(二)动物类

1. 阿胶　现代药理研究表明,阿胶富含胶原蛋白、明胶、微量元素等。目前,人们通常采用直接加入阿胶原粉的方式制成阿胶制剂,如口服液、泡腾片、软胶囊等,但对于脾胃虚弱、消化能力低下的人群,直接服用阿胶或其制剂不但给胃肠带来较大负担,而且阿胶的功效也得不到充分发挥。研究发现,通过可控酶解技术将阿胶水解为小分子多肽,能够有效增强阿胶的生物利用度。利用碱性蛋白酶催化阿胶水解产生的小分子多肽,具有显著的抗氧化作用,可清除皮肤老化而产生的氧自由基,同时具有促进皮肤胶原代谢的功能。

2. 胎盘　又名紫河车(人)、胞衣,为哺乳动物妊娠期母体与胎儿进行养分交换的重要组织。味甘、咸,性温;归肺、肝、肾经。功能益气养血,补肾益精等。主治虚损、劳热骨蒸、羸瘦、不孕、遗精等。现代药理研究发现,动物和人的胎盘含有多种免疫球蛋白、生物活性肽、乙酰氨基葡萄糖、甾体激素、卵巢激素、孕酮等生物活性因子,以及磷脂、右旋半乳糖、甘露糖和微量元素等。

胎盘可作为机体免疫功能的调节剂应用于营养、美容保健品中。研究表明,从新鲜的羊胎盘中提取的胎盘多肽,含有多种活性多肽精华,能促进成纤维细胞增殖,修复组织损伤、延缓衰老。采用 MC750 型皮肤测试仪检测发现,羊胎盘多肽可减少皮肤的水分流失、增加角质层含水量,提升皮肤弹性指数,具有较好的保湿和提升皮肤弹性的功效。除此以外,胎盘多肽注射液是从健康人胎盘多种营养成分中深度萃取出的具有活性的小分子多肽混合物,可通过抑制或调节机体内的过氧化反应以及清除体内过多的自由基,减缓细胞的衰老速度。

3. 鹿茸　现代药理研究表明,鹿茸含蛋白质、多肽、多种氨基酸、维生素、胶质、脂类、黏多糖、酶类、多胺、钙、磷、镁等,同时还含有多种活性因子。鹿茸多肽,分子量在 0.2~10kDa,占鹿茸总湿质量的 50%~60%,含 7 种必需氨基酸、11 种非必需氨基酸,是鹿茸中最为重要的生理活性物质之一。近年来,先后有多个鹿茸多肽被鉴定出来。早期,人们从马鹿鹿茸中提取出一种称之为 32 肽的单体多肽化合物。之后,从梅花鹿鹿茸中分离出一种与马鹿鹿茸多肽在结构上较为相似,均包含 32 个氨基酸残基的直链多肽(氨基酸序列为 VLSATDKTNVLAAWGKVGGNAPAFGAEALERM)。另外,从梅花鹿鹿茸中分离出一种称之为 CNT14 的单体多肽,氨基酸序列为 EPTVLDEVCLAHGP。

人们采用梅花鹿鹿茸多肽处理成纤维细胞 NIH/3T3,发现鹿茸多肽可提高成纤维细胞培养液中胶原蛋白的表达水平;细胞的划痕愈合率升高;胞外信号调节激酶 1 和 2(ERK1、ERK2)

的磷酸化水平升高;转化生长因子-β_1(TGF-β_1)的蛋白表达量升高,表明其在皮肤抗皱过程中发挥着重要作用。鹿茸多肽CNT14可促进小鼠海马细胞的增殖,可作为抗衰老药物;同时鹿茸多肽CNT14对表皮细胞、肋软骨细胞、脾细胞均具有一定的促增殖作用,表明其可能是一种细胞生长因子。除此以外,利用酶解法从鹿茸粉中提取的胶原蛋白肽(分子量为400~1 400U),不仅对皮肤具有一定的保湿性,还可清除氧自由基、抑制酪氨酸酶活性;将提取的鹿茸胶原蛋白肽水溶液涂抹在小鼠衰老皮肤上,发现其能够提高小鼠皮肤含水量,改善皮肤粗糙、松弛和有皱纹的现象。

4. 鹿皮　为鹿科动物梅花鹿或马鹿的皮。用温水浸泡,去净毛、垢,切成小块,风干。味咸,性温;归肝、肾经。功能补气、涩精、敛疮。主治妇女白带、崩漏、肾虚滑精及一切疮漏等。现代药理研究表明,鹿皮胶中含有大量人体必需氨基酸、微量元素、蛋白质和多糖等。

鹿皮胶大多以鹿皮为原料,加入少量明矾(辅料)制成。鹿皮胶含有丰富的胶原蛋白,可促进成纤维细胞的生长及胶原蛋白的分泌,以保持皮肤的弹性,具有延缓肌肤衰老、美容、祛皱等功效。研究发现,经酸水解和酶解二者联合的方式从鹿皮中提取的胶原蛋白肽,可抑制酪氨酸酶活性,从而阻碍色斑的形成。

5. 海参　以内脏入药。味咸,性温;归肾、心、脾经。现代药理研究表明,干燥的海参体壁蛋白质含量高达90%,还含有多糖、寡糖、脂类、镁等。本品含10种人体必需氨基酸,其中精氨酸含量较高。研究表明,作为合成人体胶原蛋白的原料,精氨酸可促进细胞的再生和机体损伤后的修复。因此,海参可能在抗皮肤衰老方面具有重要价值。

海参肽是鲜活海参经蛋白酶水解后获得的由3~10个氨基酸组成的小分子肽,其中分子量低于2 000U的组分占90%以上。海参肽具有抗氧化、提高免疫力、降血压、抗菌、抗肿瘤、抗疲劳以及降血糖等功能。实验研究发现,海参肽SP12不仅能促进小鼠成纤维细胞 NIH/3T3 的增殖,还可降低对皮肤胶原蛋白具有分解作用的基质金属蛋白酶 -1(MMP-1)的表达,提高 I 型胶原蛋白的分泌及金属蛋白酶组织抑制物 1(TIMP-1)的表达,保证一定的羟脯氨酸含量。因此,海参肽可通过增加胶原蛋白含量保持皮肤的弹性,具有应用于化妆品行业的潜力。除此以外,近年来把海参低聚肽溶液涂于桑叶表面喂食家蚕,经研究发现,可延缓家蚕幼虫的生长期,表明海参低聚肽具有抗衰老的功效。

6. 牛骨　为牛科动物黄牛或水牛的骨骼。味甘,性温;归心、肾、大肠经。功能蠲痹、截疟、敛疮。主治关节炎、泻痢、疟疾、痔疮。现代药理研究表明,牛骨以无机成分为主,如 $Ca_3(PO_4)_2$、$Mg_3(PO_4)_2$ 等;有机成分为多种蛋白质,含量约占 16%~25%,其中胶原蛋白占总蛋白的 80%~90%,内胶原构成网络分布于骨胶原中。除此以外,还含有棕榈酸、硬脂酸、油酸和少量亚油酸。

牛骨中的胶原蛋白经酶解可得到胶原蛋白肽。胶原蛋白肽可以添加到营养美容产品中,作为生物活性成分可改善皮肤的屏障功能,诱导胶原蛋白和透明质酸的合成以及促进成纤维细胞生长和迁移,有助于伤口愈合和修复紫外线对皮肤的伤害。其机制,一方面可能是提供了营养支持,使机体获得充足的组织修复的能量;另一方面可能是抑制了炎症细胞因子的表达。

7. 干贝　又名江瑶柱、扇贝柱。扇贝去肉取闭壳肌煮沸后取出晒干而得。味甘、咸,性微温。功能滋阴、补肾、养血、调中。主治肾虚尿频、消渴、食欲不振。现代药理研究表明,干贝含蛋白质、酸性黏多糖、多种氨基酸,以及镉、铜、铅、镍、铬等。

从栉孔扇贝中提取获得了水溶性干贝多肽(polypeptide from Chlamys farreri,PCF),其氨基酸序列为 Pro-Asn-Thr-Hyl-Ser-Cys-Arg-Gly。实验研究发现,PCF 可降低皮肤组织中超氧负离子和羟自由基的含量,抑制脂质过氧化,起到一定的抵抗皮肤由于氧化应激诱发衰老的作用。

8. 文蛤肉　又名海蛤肉、蛤蜊肉。味咸,性平。功能平肝化痰,清肺,软坚散结,制酸止痛。主治阴虚盗汗、瘿瘤、瘰疬、消渴。现代药理研究表明,文蛤肉含有矿物质、维生素,以及不饱和脂肪酸二十二碳六烯酸(DHA)、二十碳五烯酸(EPA),还含有18种氨基酸,包括10种必需氨基酸。文蛤可用于治疗肺结核、糖尿病以及抗肿瘤,同时还具有降血糖、降血脂、抗衰老等多种功效。

人们采用酶解法获得文蛤多肽 Mer1。实验研究发现,Mer1不仅在体外表现出对酪氨酸酶的较强的反竞争性可逆抑制作用,呈浓度依赖性,还可清除体内氧自由基,抑制黑色素瘤细胞B16 的生长,降低黑色素的含量和酪氨酸酶的活性。因此,文蛤多肽可作为安全无毒副作用的美白添加剂,具有祛除褐斑、保持肌肤美白的功效。

(三) 其他

灵芝:又名三秀、灵芝草、赤芝、木灵芝、菌灵芝,为多孔菌科真菌赤芝或紫芝的干燥子实体。味甘,性平。归肺、肝、肾、心经。功能补气安神、滋养强壮、止咳平喘等。现代药理研究表明,灵芝成分复杂,含麦角甾醇、多糖、三萜类化合物、蛋白质、多肽、氨基酸和微量元素等;其中孢子还含甘露醇、海藻糖等。

人们从灵芝中提取出 4 种灵芝多肽——GPC1、GPC2、GPC4、GPC5。实验研究发现,这 4 种灵芝多肽均能显著降低细胞中的氧自由基,修复氧化应激反应所致表皮细胞损伤,调节细胞的生长及分化,具有明显抗衰老功效。从灵芝子实体中分离出的 2 个酸性肽、2 个碱性肽,均可有效清除皮肤细胞内的氧自由基,降低体内脂质过氧化物含量,保护细胞膜不被氧化,从而延缓皮肤衰老。

三、抗炎肽

炎症是宿主抵抗病原体或有害内源性物质的伤害而产生的一种防御性反应,通常以肿胀、发红、发热和疼痛为特征。根据致病因素可将炎症分为感染性炎症和非感染性炎症。其中,感染性炎症是病原微生物进入人体激活免疫细胞后发生的自我防御现象。非感染性炎症,又称无菌性炎症,本质上是一种物理性病理变化——某些物理因素导致组织或细胞损伤或直接死亡,而激活的人体免疫系统对损伤或已死亡的组织或细胞进行修复,这个过程中伴随红肿和发热等临床症状。

近年来,科学家发现天然寡肽可能有很好的抗炎潜力。抗炎肽一般是由 2 个或多个氨基酸组成的小分子肽。就其作用机制而言:一方面,抗炎肽能够调控细胞因子的合成和分泌;另一方面,抗炎肽可调控炎症信号通路,进而抑制炎症介质或促进抗炎细胞因子的合成与释放。目前,中药活性肽在抗炎方面的研究与应用尚处于起步阶段,关于其调控细胞内炎症反应的作用机制研究还不完善。现列举应用如下:

(一)植物类

1. 人参　为五加科植物人参的干燥根。味甘、微苦,性微温;归脾、肺、心、肾经。功能大补元气,复脉固脱,补益脾肺,生津止渴,安神定志。用于气虚欲脱,短气神疲,脉微欲绝;脾虚食少,肺虚喘咳,津伤口渴,内热消渴;心悸怔忡,失眠多梦等。现代药理研究表明,人参含人参皂苷、多糖、黄酮类、挥发油、蛋白质(含糖蛋白)、多肽(包括糖肽)和微量元素等多种有效成分。

人参肽是以人参或人参蛋白为原料,经分解获取的具有生物活性功能的成分,包括人参多肽及小分子寡肽。近年来,人们从红参中分别提取分离出 RGHP-ⅡB1(48 肽)、RGHP-ⅡB3(29 肽)、RGHP-ⅡB4(30 肽)和 RGHP-ⅡB2,并证实上述多肽均具有一定的降血糖、提高免疫力等功效。另外,以人参糖蛋白为原料,经酶解获得的人参糖肽(GGT),可降低卡拉胶致大鼠足肿胀度,且使组织中丙二醛(MDA)水平亦有显著降低,还能降低血清中致炎细胞因子白介素 -1(IL-1)、肿瘤坏死因子 -α(TNF-α)、组胺的水平,提高抗炎细胞因子白介素 -2(IL-2)、白介素 -4(IL-4)的分泌量。

2. 大豆 以大豆粕、大豆粉和大豆分离蛋白为原料,经过酶解、化学法水解或微生物发酵获得的肽混合物即为大豆肽,大多由 2~10 个氨基酸组成,平均分子量低于 1 000Da。大豆肽可以调节多种炎症标志物,如前列腺素 E_2(PGE$_2$)、一氧化氮(NO)、诱导型一氧化氮合酶(iNOS)、环氧合酶 -2(COX-2)、细胞因子和趋化因子,从而可以有效改善炎症性疾病。通过反相高效液相色谱法(RP-HPLC)和基质辅助激光解吸电离飞行时间(MALDI-TOF)质谱,结合超滤技术,从大豆中分离获得了含 43 个氨基酸的抗炎肽片段 Lunasin,研究表明,其可以降低脂多糖(LPS)诱导引起的小鼠单核细胞(RAW264.7)分泌炎症细胞因子白介素 -6(IL-6)、TNF-α 和 PGE$_2$ 的量。大豆寡肽 QRPR(Gln-Arg-Pro-Arg)可降低炎症细胞因子的表达;通过提高自噬标志蛋白 LC3 和 Beclin 1 的表达量来激活小鼠单核细胞(RAW264.7)的自噬,从而减弱炎症反应;同时可通过抑制 PI3K/Akt/mTOR 通路,激活自噬而发挥抗炎活性。除此以外,来源于大豆酶解物中的三肽 VPY,通过寡肽 PepT-1 运输进入人克隆结肠腺癌细胞(Caco-2)单层细胞并被吸收,能显著降低人克隆结肠腺癌细胞(Caco-2)和人外周血单核细胞(THP-1)分泌 IL-6、白介素 -17(IL-17)、白介素 -1β(IL-1β)、γ 干扰素(IFN-γ)的量,并下调葡聚糖硫酸钠(DSS)诱导的小鼠结肠组织中 TNF-α、IL-1β、IFN-γ 的基因表达。另外,利用胃蛋白酶和胰酶消化豆浆产生的活性肽 RQRK 和 VIK,可通过下调 NO、IL-1β、iNOS 和 COX-2 的表达量,进而抑制脂多糖诱导的小鼠巨噬细胞炎症反应。

3. 亚麻 又名鸦麻、胡麻饭、山西胡麻、山脂麻、胡脂麻、胡麻。亚麻籽是亚麻科植物亚麻的种子。味辛、甘,性平。归肝、胃、大肠经。功能平肝、活血。主治肝风头痛、跌打损伤、痈肿疔疮。现代药理研究表明,亚麻籽含有蛋白质、油脂、亚麻籽胶、膳食纤维等大量营养成分,同时还含有 α- 亚麻酸、维生素、木酚素、矿物质等多种功能活性成分。大量研究表明,亚麻籽中多种营养和活性成分能够有效预防心血管病、肥胖和癌症等各种疾病的发生发展,同时还具有抗炎等功效。

亚麻环肽是一类天然存在于亚麻籽和亚麻根茎中,由8~9个氨基酸环化而成,具有特殊结构的微量疏水性均环肽(全部由氨基酸组成,并且主链严格按肽键成环),分子量约为1 000Da,且不含半胱氨酸,伴随亚麻籽的加工溶于亚麻籽油中。有研究表明,亚麻环肽具有抗炎等生物活性功能。采用硅胶柱柱层层析和 AKTA 蛋白纯化技术,制备了 2 种不同结构的亚麻环肽——[1-9-NαC]-linusorb B_2 和[1-9-NαC]-linusorb B_3。实验研究发现,2 种环肽在低浓度时可抑制脂多糖(LPS)诱导的人外周血单核细胞(THP-1)中炎症细胞因子(TNF-α、IL-1β 和 IL-6)的产生和核因子 κB(NF-κB)信号通路(p-IKKα/β、p-IκB-α 和 p-p65-NF-κB)的活化。另外,2 种环肽在低浓度时可抑制 NO 的产生和 COX-2 蛋白的表达。

4. 大米　又称稻米,分为籼米、粳米、糯米 3 种。为禾本科植物稻(粳稻)的去壳种仁。味甘,性平;归脾、胃、肺经。功能补气健脾、除烦渴、止泻痢。现代药理研究表明,大米含淀粉、蛋白质、脂肪、少量 B 族维生素,还包括 15 种有机酸,以及葡萄糖、果糖、麦芽糖等。

大米活性肽是指大米蛋白经淀粉酶或蛋白酶水解后获得的多肽蛋白粉。大米活性肽已被我国卫生部门批准可添加到食品中,以发挥调节免疫力的作用,如可促进平滑肌收缩和诱导人白细胞产生吞噬活性,对肿瘤细胞的生长具有抑制作用。研究表明,大米活性肽 RPHS-C-7-3 可以抑制 LPS 刺激的小鼠单核细胞(RAW264.7)的炎症反应(抑制 NO 和 TNF-α 的释放,降低 TNF-α、iNOS、IL-6 和 IL-1 的转录水平,减弱 iNOS 和 NF-κB 蛋白表达,并阻止 p65 核转位的信号通路,从而对 LPS 诱导的小鼠单核细胞(RAW264.7)起抗炎作用)。

(二)动物类

1. 蜂毒　是工蜂用其螫针刺向敌害时,从螫针内排出的毒汁。味辛、苦,性平;有毒。归肝、肺经。功能祛风除湿、止痛。

主治风湿性关节炎、腰肌酸痛、神经痛、高血压、荨麻疹、哮喘。现代药理研究表明,蜂毒为复杂混合物,包含肽类成分如蜂毒肽(melittin,MEL)、蜂毒明肽(apamin)、阿托拉品(adolapin)和肥大细胞脱粒肽(MCDP)等;除此以外,还有酶类(如磷酸酯酶 2、透明质酸酶、酸性磷酸酯酶和 α-D- 葡糖苷酶和溶血磷脂酶等)、生物胺(如组胺、多巴胺、去甲肾上腺素)和非肽成分。民间素有用蜂毒疗法治疗风湿性关节炎和类风湿关节炎的记载。

研究发现,从蜂毒蛋白粗品 NV3 中分离纯化得到一个含有 56 个氨基酸残基的多肽类化合物 NV-PP-1,具有较强的抗炎作用;其作用机制可能是,通过抑制经 IL-6 和可溶性白介素 -6 受体(sIL-6R)联合处理的 NF-κB、STAT3(信号转导及转录激活因子 3)的活性及 B 细胞淋巴瘤 2(Bcl-2)蛋白的表达,来提高大鼠成纤维样滑膜细胞(FLS)的凋亡。同时,蜂毒肽还可通过抑制 JNK 通路而减轻爪蟾抗菌肽诱导的急性胰腺炎反应。另外,蜂毒肽还可扰乱 NF-κB 信号通路;降低毛细血管的通透性以抑制白细胞移行,抑制致炎相关因子前列腺素 E_2(PGE$_2$)的合成,促进抗炎因子肾上腺皮质激素分泌,激活脊髓的 α_2 肾上腺素受体(ADRA2)通路,产生抗炎作用。

2. 鹿茸 研究表明,鹿茸多肽在抗炎方面具有良好功效,对急性和慢性炎症均具有一定抑制作用。实验研究表明,鹿茸多肽可降低关节液中致炎因子 IL-1β、肿瘤坏死因子 -α(TNF-α)的水平;抑制软骨细胞的凋亡,减弱关节软骨的破坏和退变。同时,鹿茸多肽还可提高血清中具有抗炎作用的皮质醇的含量,降低肾上腺中抗坏血酸和胆固醇的含量。除此以外,鹿茸多肽还可提高巨噬细胞的吞噬功能,使机体能较快地修复由炎症反应造成的机体损伤;促进细胞再生,使机体对非感染性炎症也有极为有效的愈合能力;促进细胞产生前列腺素 $_2$(PGE$_2$),由于 PGE$_2$ 可扩张血管,从而消除炎症所致红肿。

3. 地龙 为钜蚓科动物参环毛蚓、通俗环毛蚓、威廉环毛蚓或栉盲环毛蚓的干燥体。味咸,性寒;归肝、脾、膀胱经。功能清热止痉,平肝息风,通经活络,平喘利尿。主治高热神昏、关节痹痛、惊痫抽搐、肺热喘咳、尿少水肿等。现代药理研究表明,地龙的化学成分主要有蛋白质、多肽、氨基酸、有机酸、脂质等,其中蛋白多肽类成分高达55%~68%。

临床研究发现,鲜地龙提取物能够通过增强巨噬细胞的免疫活性,加速伤口的愈合,减少炎性物质的渗出,缩短炎症期。从地龙中分离得到的抗炎肽AQ-5,可抑制炎症模型小鼠丝裂原激活蛋白激酶(MAPK)信号通路的激活,抑制多种炎症细胞因子的产生,从而阻断炎症反应。另外,基于地龙抗菌肽lumbricusin的氨基酸序列,合成的多肽LumA5可显著降低小鼠血清中诱导型一氧化氮合酶(iNOS)、环氧合酶-2(COX-2)的含量,抑制白介素-6(IL-6)、IL-1β、肿瘤坏死因子-α(TNF-α)等致炎细胞因子的分泌;抑制脂多糖(LPS)诱导的蛋白激酶B(PKB)、丝裂原激活蛋白激酶(MAPK)、核因子-κB(NF-κB)等信号通路相关蛋白的激活。这些研究结果均表明,地龙多肽具有抗炎作用。

4. 海蛇 又名大灰蛇、扁尾海蛇、龟头海蛇、黑背海蛇等。蛇毒作为蛇类毒腺分泌的毒液,功能祛风燥湿、通络活血、滋补强壮,主治风湿痹病、火烫伤、疥癣恶疮等。现代药理研究表明,蛇毒是由许多结构相似的富含半胱氨酸的分泌型活性蛋白、氨基酸、多肽、生物碱、可结合蛋白的金属元素等组成的复杂混合物。其中,蛋白质占毒液的75%~90%,是毒性和生物活性的主要部分,分子量大多在6~30kDa,一般为10kDa。

近年来,人们发现蛇毒中的活性肽和蛋白质具有广泛的毒理和药理作用,其中就包括抗炎和免疫调节作用。实验研究发现,蛇毒对佐剂诱导的大鼠关节炎、巴豆油诱导的大鼠耳肿胀等炎症模型具有一定疗效;将灭活后的蛇毒毒素注射至小鼠腹腔后,血浆中TNF-α、IL-1β、IL-6等致炎细胞因子和一氧化氮(NO)、髓过氧化物酶(MPO)等炎症介质的表达水平显著下降。

实验研究发现,以海蛇蛇毒活性肽Hydrostatin-SN1(22AA)

为前导肽,优化获得一条抗炎活性肽 Hydrostatin-SN10(10AA)。Hydrostatin-SN10 可显著降低由胶原诱导的免疫性关节炎(CIA)小鼠血清中胶原特异性抗体 IgG 及致炎细胞因子 IL-17、TNF-α、IL-6、IFN-γ 的含量;同时竞争性抑制 TNF-α 与肿瘤坏死因子受体 1(TNFR1)的相互作用;抑制由 TNF-α 诱导的细胞内核因子κB(NF-κB)及丝裂原激活蛋白激酶(MAPK)炎症信号通路的激活;提高抑炎因子 IL-10 的表达水平;提高具有调控 Treg 细胞发育和功能的关键转录因子 Foxp3、IL-4 的表达量;降低 IL-17 及 IFN-γ 的表达量。上述结果均表明,蛇毒活性肽 Hydrostatin-SN10 可能是通过调节 Treg/Th17 及 Th1/Th2 的平衡发挥抗炎作用的。之后,人们从蛇毒中分离出含精氨酸 - 甘氨酸 - 天冬氨酸(RGD)肽的去整合素 Rn,它通过与整合素 avβ3 相互作用,干扰脂多糖(LPS)诱导吞噬细胞的激活,抑制细胞黏附、迁移和 MAPK 通路的激活,下调 IL-6、IL-1、TNF-α 的表达,这进一步证实了蛇毒活性肽具有抗炎作用。

5. 鳖甲　又名上甲、鳖壳、团鱼甲、鳖盖子,为鳖科动物鳖的背甲。味咸,性微寒。归肝、肾经。功能滋阴潜阳,平肝息风,软坚散结。主治劳热骨蒸,阴虚风动,癥瘕疟癖,小儿惊痫等。现代药理研究表明,鳖甲含动物胶、角蛋白、氨基酸、多糖、微量元素等。

人们发现,鳖甲提取物能通过抑制炎症反应改善模型大鼠的肝纤维化水平,且其抗肝纤维化的有效物质为分子量小于 6kDa 的多肽。上述多肽可抑制 TGF-β₁/Smad(转化生长因子 β₁-Smad 家族)激活,降低大鼠肝星状细胞(HSC-T6)的活化与增殖;抑制 NF-κB 信号通路的激活,减轻炎症反应。另外,鳖甲寡肽 I-C-F-6 可减少肝纤维化大鼠及 HSC-T6 细胞中炎症相关通路蛋白 NF-κB p65(核因子κB 家族中的 RelA 蛋白,又名 p65)的表达,从而抑制与上皮间质转化(EMT)相关的 Wnt/β-catenin 信号通路的激活,继而影响下游靶基因的表达,这些都表明鳖甲多肽具有抗炎作用。

（三）其他

1. 云芝　又名多色牛肝菌、黄云芝、灰芝、千层蘑、彩纹云芝。为多孔菌科真菌彩绒革盖菌的干燥子实体。味甘、淡,性微寒。归肝、脾、肺经。功能清热解毒,健脾利湿,止咳平喘。主治慢性活动性肝炎、肝硬化、肿瘤、慢性支气管炎、小儿痉挛性支气管炎、白血病、类风湿关节炎等。现代药理研究表明,云芝含聚葡萄糖云芝多糖、糖肽、有蛋白键结构的多聚糖 PS-K、氨基酸、钙、锗、镁、铁、锌等。

云芝糖肽（PSP）是以培养的云芝 COV-1 菌株菌丝体为原料经深层发酵提取的肽结合多糖,其中多糖的主要成分为α1-4,β1-3 糖苷键连接而成的葡聚糖。PSP 的分子量约 100kDa,结构中多糖占 90%,多肽占 10%。云芝糖肽作为国家 II 类新药,除了可减轻癌症患者化疗或放疗产生的毒副作用外,还可提高机体自身免疫力及抗炎。

实验研究发现,云芝糖肽一方面可抑制由脂多糖（LPS）诱导的小鼠单核 / 巨噬细胞 Raw 264.7 中一氧化氮（NO）、前列腺素 E_2（PGE_2）及 IL-1β 等炎症细胞因子的产生,下调环氧合酶 -2（COX-2）和诱导型一氧化氮合酶（iNOS）的表达;另一方面可与小鼠巨噬细胞表面的多糖受体结合以弱化脂多糖的诱导作用。另外,采用脂多糖诱导小鼠单核 / 巨噬细胞 RAW264.7 免疫过度模型,经云芝糖肽（PSP）处理,结果显示 PSP 可抑制免疫过度细胞 NO、iNOS 以及 TNF-α 的分泌。上述实验结果均表明,云芝糖肽可抑制炎症反应,起到一定的抗炎作用。

2. 鸡蛋壳　为雉科动物鸡所产卵的外壳。味淡,性平。功能收敛制酸,补钙。主治慢性胃炎、胃及十二指肠溃疡、佝偻病。现代药理研究表明,鸡蛋壳含有胶原蛋白、角蛋白、糖蛋白、糖肽、溶菌酶,还含有唾液酸、透明质酸等生物活性成分。人们采用碱性蛋白酶和中性蛋白酶组成的复合酶酶解鸡蛋壳膜,获得不同分子量的小分子抗炎肽复合物,经超滤得到的各组分表现出不同程度的抗炎活性。

四、抗氧化肽

氧化应激(oxidative stress,OS)是指机体在遭受各种有害刺激时,体内的氧化系统和抗氧化系统失衡,高活性分子如活性氧类(reactive oxygen species,ROS)和活性氮类(reactive nitrogen species,RNS)产生过多,氧化程度超出氧化物的清除能力,导致机体、组织、细胞,以及蛋白质、核酸等生物大分子损伤。为了清除上述活性氧类或活性氮类,机体存在以下两类抗氧化系统:一类是酶抗氧化系统,包括超氧化物歧化酶(SOD)、过氧化氢酶(CAT)、谷胱甘肽过氧化物酶(GSH-Px)等;另一类是非酶抗氧化系统,包括麦角硫因、维生素 C、维生素 E、谷胱甘肽、褪黑素、α-硫辛酸、类胡萝卜素,以及微量元素铜、锌、硒等。

机体发生氧化应激损伤将导致心血管病、糖尿病、血液系统疾病、癌症、自身免疫性疾病的发生。因此,避免氧化应激,寻找抗氧化作用的先导化合物显得尤为重要。抗氧化肽是一种可清除体内自由基或抑制生物大分子过氧化的多肽或寡肽。多肽比完整的蛋白质具有更高的抗氧化活性,主要表现在活性氧失活、氢过氧化物减少、清除自由基、金属螯合等方面。目前,人们大多采用以下 3 种方法获取抗氧化肽:第一,溶剂提取法。根据蛋白质性质不同选取适当的溶剂,直接提取存在于植物体或生物体内的各类天然活性肽。第二,人工合成法,如化学法和DNA 重组合成法。第三,水解法和微生物发酵法,其中水解法又可分为酸或碱水解法以及蛋白酶酶解法。

传统中医药在抗氧化延缓衰老方面积累了丰富的经验和资源,如《本草纲目》记载了约 300 种具有健身延寿功效的中药,收录了 280 余首抗衰老方剂,涉及 200 多种衰老相关病证。近年来,许多研究证实,中药来源的多肽类成分具有良好的抗氧化活性。下面针对具有抗氧化活性的中药活性肽作一介绍。

(一)植物类

1. 枸杞子　近年来,人们利用酶解法水解枸杞蛋白得到枸杞多肽,体外试验发现其可清除氧化物 1,1- 二苯基 -2- 三硝基苯肼(DPPH)自由基和羟自由基(·OH)。体内试验研究表明,枸杞多肽 A-1 可提高 D- 半乳糖诱导的衰老模型小鼠血清及脑、肝脏、心脏组织中超氧化物歧化酶(SOD)的活力,降低丙二醛(MDA)含量,同时提高衰老小鼠血清和心脏组织中端粒酶的活性。上述研究结果均表明,枸杞多肽可通过增强机体抗氧化能力而达到抗衰老的目的。

2. 当归 又名云归、秦归、西归。为伞形科植物当归的干燥根。味甘、辛,性温。归心、肝、脾经。药用最早始于《神农本草经》,且中医有"十方九归"之说。功能补血行血,润燥滑肠,调经止痛。主治血虚诸证,月经不调,血虚或血瘀经闭,经痛崩漏,痈疽肿痛,风湿痹痛,肠燥便难,赤痢后重等。现代药理研究表明,当归主要成分有蛋白质、多糖、维生素 B_{12}、挥发油、油酸、亚油酸等。当归还具有抗菌、调节机体免疫功能、抗氧化等药理作用。

为了进一步明确当归抗氧化作用的活性组分及其作用机制,人们从当归蛋白中分离鉴定出多种当归多肽。实验研究发现,当归多肽通过提高野生型秀丽线虫体内超氧化物歧化酶(SOD)和过氧化氢酶(CAT)的活力,降低由氧化胁迫和衰老诱导产生的过量活性氧类(ROS)自由基和丙二醛(MDA)的含量,从而延长秀丽线虫在百草枯氧化胁迫下的存活时间,表明其通过增强抗氧化能力来发挥抗衰老作用。

3. 牛膝 又名百倍、怀牛膝、怀夕、牛茎。为苋科植物牛膝的干燥根。味苦、甘、酸,性平;归肝、肾经。功能活血祛瘀,补肝肾,强筋骨,引血下行,利尿通淋等。现代药理研究表明,牛膝根中含有三萜皂苷、多糖(包含肽多糖)、蛋白质、蜕皮甾酮、牛膝甾酮和多种氨基酸等,还含有生物碱类及香豆精类化合物。

有研究者采用水提、硫酸铵沉淀等方法从牛膝中提取纯化出牛膝多肽组分。实验研究发现,牛膝多肽可提高心肌缺血 / 再灌注损伤模型大鼠心脏组织中超氧化物歧化酶(SOD)的活力,降低超氧化物和丙二醛(MDA)的含量,抑制还原型烟酰胺腺嘌呤二核苷酸磷酸(NADPH)氧化酶的表达,这些均表明牛膝多肽在实验动物体内可发挥抗氧化作用。

4. 银杏　又名白果。为银杏科植物银杏的干燥成熟种子。味甘、苦、涩,性平;有毒。归肺经。功能温肺益气,敛肺定喘,涩精止带,抗利尿。主治久咳气喘、遗精带浊、遗尿尿频。现代药理研究表明,银杏含有银杏醇、银杏酸、黄酮苷、蛋白质、糖、氢化白果亚酸、钾盐,还含有维生素、钙、磷、锰、铁等;具有抗氧化、延缓衰老、耐缺氧、抗疲劳和止咳平喘等功效。

为了进一步明确银杏抗氧化的活性成分及其作用机制,人们利用中性蛋白酶与风味蛋白酶分步水解银杏蛋白,提取鉴定出银杏多肽。经实验研究发现,银杏多肽可促进衰老模型小鼠血清及心、肝、肾组织的总抗氧化能力(T-AOC)、超氧化物歧化酶(SOD)及谷胱甘肽过氧化物酶(GSH-Px)的活力;提高清除羟自由基的能力,降低血清中丙二醛(MDA)的含量,且分子量 <2.5kDa 的银杏多肽的抗氧化能力最为显著。

5. 山药　又名怀山药、薯蓣、土薯等。为薯蓣科植物薯蓣的干燥根茎。味甘,性平。归脾、肺、肾经。功能健脾开胃,生津益肺,补气养阴,补肾涩精。主治脾虚泄泻,肺虚喘咳,肾虚遗精,带下尿频,虚热消渴等。现代药理研究表明,山药含多种化学成分,如蛋白质、氨基酸(19 种)、多糖、皂苷、黏液质、尿囊素、淀粉、胆固醇等。

近年来人们发现,采用酶解法制备的怀山药多肽 YPP Ⅰ、Ⅱ、Ⅲ、Ⅳ具有抗氧化能力,如怀山药多肽 YPP Ⅲ可在体外清除超氧阴离子自由基、羟自由基和 DPPH 自由基等活性氧自由基。

6. 南瓜子　人们采用酸性蛋白酶酶解南瓜子油饼并测定酶解液的抗氧化能力,发现其最佳活性氧自由基清除温度为40℃,这表明温度对酶解液的活性影响最大。另外,通过碱性蛋白酶和风味蛋白酶复合酶解可获得南瓜子多肽,其中分子量分布在 1 000Da 以下的多肽占总比例的 89.46%。体外抗氧化活性测试实验发现,南瓜子多肽的 2,2′- 联氮双(3- 乙基苯并噻唑啉 -6- 磺酸)二铵盐(ABTS)自由基清除率为 75.62%,1,1- 二苯基 -2- 三硝基苯肼(DPPH)自由基清除率为 95.65%。

研究发现,南瓜子多肽 JX-Y 可显著提高 H_2O_2 致人皮肤成纤维细胞(HSF)、人永生化角质形成细胞(HaCaT)氧化损伤模型的细胞活力,降低细胞内活性氧类(ROS)自由基的含量;其抗氧化活性能力为维生素 C 的 20%。此外,南瓜子多肽 JX-Y 还可对损伤细胞起到一定修复作用。

7. 黑豆 又名黑大豆、乌豆、冬豆子。为豆科大豆属植物大豆的黑色种子。味甘,性平。归脾、肾经。功能润肺燥热,祛风除痹,健脾益肾,补血安神,活血利水。主治水肿胀满,风毒脚气,黄疸水肿,肾虚腰痛,风痹筋挛,产后风痉等。现代药理研究表明,黑豆含丰富的维生素 E、膳食纤维、蛋白质、胆碱、大豆异黄酮、花色苷、泛酸、单宁等,还含有锌、铜、镁、铝、硒等元素。人们从黑豆皮中提取的黑豆花色苷,具有清除自由基、抗氧化、延缓衰老、保护肝脏等功效。

黑豆多肽是经酶解或微生物发酵法制备获得的混合肽,通常分子量小于 10 000Da。具有抗氧化活性的黑豆多肽,分子量在 450~920Da。氨基酸序列分析发现,黑豆多肽大都含有 Phe、Val、Pro、Met 等疏水性氨基酸,以及对提高抗氧化能力有重要作用的 Thr、Cys、His 等。体内试验表明,黑豆多肽可以延缓由活性氧自由基引发的实验动物的疲劳。

8. 大豆 大豆蛋白被酶解成大豆肽,暴露疏水基团,而活化的组氨酸、络氨酸赋予大豆肽螯合金属离子、清除羟自由基和超氧阴离子的能力。另外,实验研究发现,大豆肽 Lunasin 可抑制 2,2′- 联氮双(3- 乙基苯并噻唑啉 -6- 磺酸)二铵盐自由基及活性氧的产生,增强谷胱甘肽过氧化物酶和过氧化氢酶的活性。上述研究均可证实,大豆肽具有一定的抗氧化作用。

(二)动物类

1. 鹿茸 人们运用酸性水解酶从鹿茸中提取纯化得到分

子量为 547.29Da 的抗氧化四肽,体外试验研究表明,其可抑制肝细胞内活性氧类(ROS)的产生。体内试验发现,鹿茸多肽可降低心肌缺血损伤模型大鼠血清中肌酸激酶(CK)、乳酸脱氢酶(LDH)和天冬氨酸转氨酶(AST)的活性;提高血清及心肌组织中超氧化物歧化酶(SOD)的活性;降低丙二醛(MDA)的含量。除此以外,人们利用碱性蛋白酶酶解新鲜梅花鹿鹿茸制备生物活性肽,其中小分子肽活性组分 VAPB1 的分子量在 800Da 以下,对超氧阴离子和羟自由基的清除效果最为显著,且具有一定的还原性和防止脂质过氧化的能力。

2. 阿胶　近年来,阿胶的抗氧化作用逐渐得以证实。人们采用生物仿生酶解法从阿胶中制备了多肽组分,体外试验研究发现,该组分能清除 1,1-二苯基-2-三硝基苯肼(DPPH)自由基、2,2′-联氮双(3-乙基苯并噻唑啉-6-磺酸)二铵盐(ABTS)自由基和羟自由基。其中,抗氧化活性最高的肽段含有高度重复核心序列 GPAGPP*GPP*。由于 GPP* 序列存在于多种抗氧化活性多肽中,提示阿胶多肽的抗氧化作用可能与其含有较多的 GPP* 序列有关。

3. 牡蛎　又名左牡蛎、海蛎子壳、左壳。为牡蛎科动物长牡蛎、大连湾牡蛎或近江牡蛎的贝壳。全年均可采收,去肉,洗净,晒干。味咸,性微寒。归肝、肾经。功能重镇安神,潜阳补阴,软坚散结。主治惊悸失眠,眩晕耳鸣,瘰疬痰核,癥瘕痞块。煅牡蛎收敛固涩,用于自汗盗汗、遗精崩带、胃痛吞酸。现代药理研究表明,牡蛎含谷胱甘肽、维生素 A、维生素 B_1、维生素 B_2、维生素 D 及维生素 F、多种氨基酸、蛋白质、脂类、镁、铁、硒、钴、镍、铬、钼等。

牡蛎肽的氨基酸组成丰富,含有较高的人体必需氨基酸和支链氨基酸,平均分子量小于 1 000U。现代研究表明,牡蛎肽可发挥重要的抗氧化作用。人们采用超声波破碎结合双酶水解法制备牡蛎活性短肽;经实验研究发现,该活性短肽具有清除羟自由基的能力;从牡蛎壳粉中制备的寡肽组分,可清除 1,1-二

苯基 -2- 三硝基苯肼（DPPH）自由基和羟自由基，表现出良好的抗氧化活性。

4. 鹿角　又名花鹿角、马鹿角、鹿角脱盘。为鹿科动物梅花鹿或马鹿已骨化的角，或锯茸翌年春季脱落的角基。味咸，性温。归肝、肾经。功能温肾阳，强筋骨，行血消肿。主治阳痿遗精，腰脊冷痛，阴疽疮疡，乳痈初起，瘀血肿痛。现代药理研究表明，鹿角的化学成分复杂，包括蛋白质、氨基酸、多肽、多糖、粗脂肪及游离脂肪酸、磷脂、性激素等，其中蛋白质及多肽占比为 78.3%。

为了证实鹿角多肽的抗氧化功效，人们以鹿角蛋白为原料，运用双酶解法制备鹿角多肽；经体内试验研究发现，鹿角多肽可显著提高小鼠血清中超氧化物歧化酶（SOD）活性，降低丙二醛（MDA）含量。体外试验发现，鹿角多肽能降低 H_2O_2 诱导的人成骨肉瘤细胞（MG63）分泌乳酸脱氢酶的水平，提高细胞内超氧化物歧化酶（SOD）活性，促进细胞增殖。除此以外，鹿角多肽还可缓解氧化损伤加快的骨质疏松病理进程。

5. 文蛤肉　现代药理研究表明，文蛤肉含有矿物质、维生素，以及不饱和脂肪酸二十二碳六烯酸（DHA）和二十碳五烯酸（EPA）；除此以外，还含有 18 种氨基酸，包括人体必需的全部 10 种必需氨基酸。文蛤可用于治疗肺结核、糖尿病以及抗肿瘤，同时还具有降血糖、降血脂、抗衰老等多种功效。人们通过蛋白酶解法制备文蛤多肽 MMP。体外试验发现，文蛤多肽 MMP 可有效清除 1,1- 二苯基 -2- 三硝基苯肼（DPPH）自由基和羟自由基，且与维生素 C 具有明显的协同增效作用。

6. 羊胎盘　羊胎盘中含有丰富的氨基酸，包括人体必需的 8 种氨基酸。以羊胚胎或胎盘（统称羊胎）为原料，可以提取其中的活性物质羊胎素，主要是小分子多肽类物质。研究表明，按每日 150mg/kg 体重、300mg/kg 体重、600mg/kg 体重的剂量对 20 月龄健康老年大鼠灌胃羊胎素溶液，80 天后分别测定各组大鼠红细胞和组织中超氧化物歧化酶（SOD）、丙二醛（MDA）、单胺氧化酶（MAO）活力。结果表明，羊胎素能显著升高老龄大鼠红细胞中 SOD 含量（$P<0.05$），降低血清和肝组织中 MDA 含量（$P<0.05$），并且降低脑组织中 MAO 活力（$P<0.05$）。结果证明，羊胎素对老龄大鼠具有抗氧化作用。

7. 动物内脏　目前，对于从鱼类内脏中提取的肽类研究较多。研究表明，鲍内脏肽粉对 H_2O_2 诱导的体外培养人肝癌细胞（HepG2）氧化应激损伤模型的 DPPH 自由基、羟自由基、超氧阴离子自由基具有一定的清除能力，显示出较好的抗氧化活性。此外，鲍内脏肽粉可以显著降低酒精诱导的氧化应激小鼠模型的血清 MDA 和蛋白质羰基（PCO）含量（$P<0.05$），显著提高总超氧化物歧化酶（T-SOD）、总抗氧化能力（T-AOC）、谷胱甘肽（GSH）和谷胱甘肽过氧化物酶（GSH-Px）的活力（$P<0.05$），对小鼠的氧化损伤可起到保护作用。

（三）其他

灵芝：近年来，人们采用超滤、凝胶过滤色谱等方法从灵芝水提物中制备了多肽组分。体外试验结果显示，该多肽组分不仅可以清除超氧阴离子自由基和羟自由基，还能抑制脂肪氧化酶活性和脂质过氧化反应；体内试验结果表明，该多肽组分可降低雄性 Wistar 大鼠肝组织中 MDA 的含量。除此以外，灵芝糖肽还可提高动物血清、心肌组织或海马中 SOD、GSH-Px 的活性；降低 MDA 的含量；减少低密度脂蛋白（LDL）的氧化修饰。以上研究结果均表明，灵芝多肽具有一定的抗氧化作用。

五、免疫调节肽

人体免疫系统是机体保护自身免受外来攻击的防御性结构，是执行免疫功能的器官、组织、细胞和分子的总称。人体免疫系统具有三大功能——免疫防御、免疫监视和免疫自稳。非特异性免疫又称固有免疫或先天免疫，是机体抵抗外来病原生物入侵的第一道防线，并启动和参与适应性免疫应答。执行固有免疫应答功能的是固有免疫系统，其组成包括固有免疫屏障、固有免疫细胞和固有免疫分子。特异性免疫又称适应性免疫或获得性免疫，是机体经人工预防接种或后天感染病原后，针对特定的病原体产生的免疫反应，可使机体获得抵抗感染和病原入侵的能力。特异性免疫包括细胞免疫和体液免疫。超敏反应（hypersensitivity）又称变态反应，是指已致敏淋巴细胞或特异性抗体再次接触相同抗原时所发生的超过正常生理范围的病理性免疫应答，可引起生理功能紊乱或组织损伤。

　　免疫调节肽是指具有免疫调节作用的多肽，具有促进免疫细胞增殖分化、增强巨噬细胞吞噬功能、调节细胞因子产生、增强机体免疫力等功能。免疫调节肽稳定性强，生物活性高；免疫原性差，不易引起机体的过敏反应。免疫调节肽在母体蛋白质中是不具有免疫活性的，无论来源如何都需要通过一定的方法将其释放出来以发挥作用，如酶解法、微生物发酵法。中药成分中的一些寡肽片段也被发现具有免疫活性。近年来，实验研究发现，中药多肽对特异性免疫具有一定调节作用，可影响 T 淋巴细胞亚群、淋巴细胞增殖率、免疫球蛋白表达水平等。下面将具有免疫调节作用的多肽作一介绍。

（一）植物类

　　1. 枸杞子　近年来研究发现，枸杞多糖（LBP）作为枸杞调节机体免疫力的主要活性成分，可增强机体的非特异性免疫功能，促进淋巴细胞的增殖，刺激细胞因子的产生，增强细胞因子的作用及促进其受体的表达。为了进一步阐释 LBP 在免疫调节方面的作用，人们从 LBP 中进一步分离纯化得到 5 种枸杞糖肽。实验研究发现，枸杞糖肽可抑制环磷酰胺（CTX）诱导的免疫低下小鼠的胸腺和脾的萎缩，增强巨噬细胞吞噬功能，增加血清中免疫球蛋白 IgG 含量，促进迟发型超敏反应发生，诱导 T 细胞分化。这表明枸杞多肽在特异性及非特异性免疫应答中均起到一定调节作用。

　　2. 亚麻　大量研究表明，亚麻籽中的多种营养和活性成分具有调控免疫的作用。人体器官移植过程会因自身免疫产生排他反应。为了提高移植手术成功率,临床上常用的免疫抑制药有钙调神经蛋白抑制剂(CNI,如他克莫司、环孢素 A)、哺乳动物雷帕霉素靶蛋白(mTOR)抑制药、霉酚酸制剂等。现代研究发现,存在于亚麻籽及亚麻籽油中的亚麻环肽具有免疫抑制作用,可作为一种潜在的免疫抑制药。实验研究发现,亚麻环肽[1-9-NαC]-linusorb B_3 可抑制淋巴细胞增殖以减弱免疫应答及迟发型超敏反应,减缓皮肤移植引起的排他反应和溶血性贫血;还可通过抑制 IL-1α 和 IL-2 的活性,利用 -Pro-Pro-Phe-Phe-残基连接序列与细胞膜上的亲环蛋白受体结合,下调钙调磷酸酶的活性,发挥免疫抑制作用,与临床常用的免疫抑制剂环孢素 A 具有类似作用。

3. 燕麦　又名雀麦、杜姥草、牛星草。性平,味甘;归肝、脾、胃经。功能收敛止血,固表止汗。主治吐血、便血、血崩、自汗、盗汗、白带。现代药理研究表明,燕麦富含蛋白质、8 种必需氨基酸、可溶性膳食纤维、脂肪、亚油酸、皂苷素和多种微量元素等。

现代研究表明,燕麦具有抗氧化、调节肠道菌群及增强免疫等功能。作为燕麦主要活性组分的燕麦多肽,可通过以下作用机制增强机体的免疫力:在非特异性免疫调控方面,燕麦多肽可显著提高伴刀豆球蛋白 A(ConA)诱导的小鼠腹腔中巨噬细胞吞噬鸡红细胞的吞噬率和吞噬指数,增强自然杀伤(NK)细胞的活性,提高小鼠碳廓清指数。在特异性免疫应答调控方面,燕麦多肽可提高脾淋巴细胞的转化能力,增强迟发型变态反应的能力,升高抗体生成细胞的数目。

4. 大豆　近年来研究表明,大豆肽具有增强免疫力的功效。研究报道,大豆肽(SBP)的免疫调节活性主要通过巨噬细胞活化、吞噬作用刺激、白细胞数增加、免疫调节剂[如细胞因子、一氧化氮(NO)和免疫球蛋白(Ig)]诱导增强、自然杀伤(NK)细胞刺激,以及对脾细胞和 CD4+、CD8+、CD11b+、CD56+ 细胞的刺激作用形成的。研究者将大豆蛋白经酶解获得的多肽喂食小鼠后,对小鼠淋巴集结衍生细胞的全基因组进行测定,发现与先天免疫和宿主防御有关的多个基因表达上调,其中 *Igh*-4 和 *Aqp*-8 的上调会增强吞噬细胞的吞噬作用,而 *Dmbt*1、*Slpi* 和 *Mx*1 的上调则与抗菌和抗病毒成分相关。另外,大豆蛋白水解肽还可改变白细胞数量,提高粒细胞及血液中 CD11b$^+$(巨噬细胞和/或树突状细胞)、CD56$^+$(NK 细胞)的数量。大豆球蛋白成分肽 HCGAPA、GAPA 和 MITLAIPVNKPGR 可增强巨噬细胞的吞噬作用。以碱性蛋白酶和不溶性大豆蛋白为原料制备的低分子量、带正电荷的 SBP(<1 000U),对小鼠脾淋巴细胞的增殖和腹腔巨噬细胞的吞噬作用具有较高的免疫调节活性。同样,将大豆分离蛋白水解得到的 SBP(<1 000U),能够通过调节促炎性细胞因子如 IL-1β、TNF-α、IgA、IgM 和 IgG 的表达,影响 T 细胞表达和分泌水平,从而达到减轻炎症反应、增强免疫功能的作用。

5. **小麦** 又名麦米。为禾本科植物小麦的种子。味甘,性凉。归心、脾、肾经。功能养心、益肾、除热、止渴。主治脏躁、烦热、消渴、泻痢、痈肿、外伤出血、烫伤。现代药理研究表明,小麦含淀粉、蛋白质、糖类、糊精、亚油酸等,以及少量卵磷脂、淀粉酶、麦芽糖酶、微量维生素 B 等。

研究人员通过对小麦酶解,得到一种能够刺激 NK 细胞的活性肽。谷氨酰胺在胃肠消化和免疫系统的细胞分裂过程中起重要作用。以麦胚蛋白为原料,酶解获得的一种高免疫活性的免疫活性肽 P3-1-1(NH$_2$-Glu-Cys-Phe-Ser-Thr-Ala-COOH),能特异性结合小鼠单核细胞(RAW264.7)表面的 Toll 样受体 2(TLR2)和 4(TLR4),激活 IRAK/TRAF6/JNK/JUN 和 IRAK/TRAF6/IKK/NF-κB 信号通路,产生 NO、IL-6、TNF-α 和 ROS,而产生的 ROS 又进一步激活 PI3K/Akt/MAPK/NF-κB 信号通路,产生 TNF-α。

6. **大米** 古人奉为"五谷之长",性平。《黄帝内经》认为其能为人体补充强大的能量(谷气),与父母赋予的先天之气同样重要。《肘后备急方》《普济方》《本草纲目》等中医典籍都十分推崇大米的滋阴功能。清代赵学敏所撰《本草纲目拾遗》说:"米油……其力能实毛窍,最肥人。……越医全丹若云:黑瘦者食之,百日即肥白,以其滋阴之功,胜于熟地也。"

大米活性肽是以大米蛋白为原料,经淀粉酶或蛋白酶水解,经分离纯化,再经喷雾干燥后,获得的多肽蛋白粉;分子量处于 100~1 000Da 的多肽分子占绝大多数。大米活性肽已被我国卫生部门批准可添加到食品中,以发挥调节免疫力的作用,如可促进平滑肌收缩和诱导人白细胞产生吞噬活性,对肿瘤细胞的生长具有抑制作用。首先,大米活性肽(Gly-Tyr-Pro-Met-Tyr-Pro-Leu-Pro-Arg)具有刺激免疫系统激活的能力,并且对肠胃再分解具有一定抗性。其次,大米免疫活性肽 RPHs-C-7-3 通过阻碍 p65 入核及胞外信号调节激酶(ERK)的磷酸化,抑制巨噬细胞中 NF-κB 及 MAPK 通路的激活,发挥一定的抗炎作用。另外,大米活性肽通过下调 p65、p38、p38、IKKp 蛋白的表达,抑制 NF-κB 及 MAPK 相关凋亡通路激活,对氧化损伤内皮细胞产生一定的保护作用。

(二)动物类

1. 鹿茸 鹿茸多肽在提高机体免疫力方面的作用逐渐被证实。研究发现,鹿茸多肽能够提高小鼠脾组织中淋巴细胞的活力,增强巨噬细胞的吞噬功能和释放 NO 的能力。另外,鹿茸多肽还可以活化巨噬细胞使其分泌 IL-12,促进小鼠 T、B 淋巴细胞的增殖,增强机体特异性免疫应答。人们从梅花鹿鹿茸中分离获得的 3.2 kDa 鹿茸多肽(nVAp32),可提高脾细胞的增殖能力,刺激小鼠 $CD4^+$、$CD8^+$ 淋巴细胞的增殖,提高 Th1 和 Th2 相关细胞因子的表达,从而对机体产生一定的免疫调控。

2. 海参 人们以威海鲜海参为原料,分离得到一种海参肽。体外试验研究发现,海参肽可促进巨噬细胞的增殖,增强巨噬细胞的吞噬活性及溶菌酶活性,促进 IL-1β、TNF-α、IL-6、IL-12 和 NOS 的分泌。体内试验研究发现,海参肽可提高小鼠血清溶血素的含量,提高抗体生成细胞的数量,增强伴刀豆球蛋白 A

（ConA）诱导的脾淋巴细胞的增殖,提高腹腔吞噬细胞的吞噬功能及自然杀伤细胞的活性。

3. 阿胶 研究发现,小分子阿胶肽 LMWPC 对小鼠的免疫功能具有一定的正向调节作用,具体表现在提高小鼠血清中溶血素的水平,增加脾细胞中抗体的生成量,增强迟发型变态反应和促进脾淋巴细胞的转化增殖,提高体液免疫及细胞免疫应答水平。

4. 地龙 研究表明,地龙活性蛋白可促进 B 淋巴细胞的转化能力,增强巨噬细胞的吞噬功能,对机体免疫力产生正向调节作用。地龙多肽是地龙发挥免疫调节作用的有效成分之一。人们从太平二号蚯蚓中分离得到 1 种糖蛋白多肽 QY-Ⅰ。实验研究发现,QY-Ⅰ可显著提高荷瘤小鼠的胸腺指数和脾指数,提高巨噬细胞的吞噬能力。同时,地龙活性多肽 LP 可提高淋巴细胞增殖率;促进巨噬细胞及脾细胞分泌一氧化氮(NO),增强巨噬细胞的毒效应。地龙活性多肽 LP 还可降低自发性高血压大鼠肾组织中 TLR4、NF-κB(p65)的蛋白表达量,降低致炎因子 TNF-α 的水平,提高抗炎因子 IL-10 的水平。

5. 干贝 又名江瑶柱、扇贝柱。扇贝去肉取闭壳肌煮沸后取出晒干而得。味甘、咸,性微温。功能滋阴、补肾、养血、调中。主治肾虚尿频、消渴、食欲不振。现代药理研究表明,干贝含蛋白质、酸性黏多糖、多种氨基酸,以及镉、铜、铅、镍、铬等。

近年来研究发现,干贝多肽具有提高免疫力的功效。早期,人们从栉孔扇贝中分离得到 4 个分子量为 800~1 000Da 的多肽 PCF,它可减轻地塞米松(DEX)对脾和胸腺淋巴细胞的抑制作用;影响外周免疫细胞的成熟,主要表现在提高脾 T 细胞亚群中 $L_3T_4^+$ 和 Lyt_2^+ 所占的比例。另外,PCF 还可逆转经 DEX 处理而降低的淋巴细胞转化能力,阻断雌二醇(E_2)对免疫细胞的抑制作用。

6. 水蛭 为水蛭科动物蚂蟥、水蛭或柳叶蚂蟥的干燥全体。味咸、苦,性平;有小毒。归肝经。功能破血通经,逐瘀消癥。

主治血瘀经闭,癥瘕痞块,中风偏瘫,跌仆损伤。现代药理研究表明,水蛭含有丰富的蛋白质,主要活性成分是水蛭素。

水蛭素是一种由水蛭唾液腺分泌,由 65 个氨基酸组成,具有高度抗凝活性的氨基酸多肽。实验研究发现,水蛭素的提取液可诱导肿瘤细胞发生凋亡。水蛭肽为人工合成的含有 20 个氨基酸的多肽片段,分子量为 2 180Da。人们从宽体金线蛭中分离纯化得到的水蛭多肽 HE4-1,氨基酸组成为 EAGSAKELEGDPVAG;该多肽不仅可抑制小鼠单核细胞(RAW264.7)的迁移,还可抑制丝裂原激活蛋白激酶(MAPK)通路中 c-Jun 氨基端蛋白激酶(JNK)和 p38 的磷酸化。另外,水蛭肽 HP 可通过下调 MAPK 通路中丝裂原激活蛋白/胞外信号调节激酶激酶激酶 4(MEKK4)和凋亡信号调节激酶 2(Ask2)的转录,进而影响下游 p38 MAPK 和 JNK 的磷酸化;还可抑制巨噬细胞的迁移。

7. 文蛤肉　近年来,多个文蛤多肽被鉴定出来。早期,人们克隆表达了富含半胱氨酸的重组文蛤多肽 McCRIP,并证实其在文蛤早期发育和先天免疫中起到一定作用。后来,人们从文蛤中提取的氨基酸序列为 Gln-Leu-Asn-Trp-Asp 的文蛤寡肽 MMO,可激活小鼠单核细胞(RAW264.7)的增殖与分化;提高胞外信号调节激酶(ERK)、c-Jun 氨基端蛋白激酶(JNK)的磷酸化水平,促进细胞中 iNOS、NO、IL-6、IL-1β 的分泌;加速细胞周期中蛋白质的合成;刺激细胞膜表面形成伪足和吞噬小泡,增强小鼠单核细胞(RAW264.7)的吞噬能力。另外,还发现文蛤寡肽 MMO 可改善脾、胸腺、肝的损伤;提升血清中 IgG、溶血素的含量;减少 NLRP3 表达,抑制 IκB 激酶 α(IKKα)和 NF-κB p65 蛋白磷酸化,减轻环磷酰胺(CTX)诱导的免疫抑制小鼠的免疫损伤和炎症反应。

8. 乌贼墨　又名乌贼腹中墨。捕得乌贼后,剖取墨囊,洗净、烘干。味苦,性平。归肝经。功能收敛止血,用于消化道出血、肺结核咯血和功能失调性子宫出血。现代研究表明,乌贼墨具有调节免疫力、抗肿瘤、抗氧化等生物活性。运用胰蛋白酶水解乌贼墨得到一种氨基酸序列为 Gln-Pro-Lys 的多肽（343.4Da），经研究证实，其可通过增强免疫细胞活性、诱生具有细胞毒作用的肿瘤坏死因子、抑制蛋白激酶活性、降低细胞内钙离子浓度等达到抗肿瘤作用。乌贼墨寡肽对人前列腺癌细胞（DU-145 和 PC-3）、人肺癌细胞（H1299）具有明显的增殖抑制作用；其作用机制可能是，通过激活凋亡蛋白酶 Caspase-3 和 Caspase-9，提高凋亡激活相关的 p53 和乳腺癌相关基因（BRCA-1）mRNA 水平，下调 Bcl-2/Bax（B 细胞淋巴瘤 -2/Bcl-2 同源的水溶性相关 X 蛋白）比例，下调血管内皮生长因子（VEGF）的表达而实现的。

9. 牡蛎　研究发现，经木瓜蛋白酶和风味蛋白酶水解获得的牡蛎肽，能显著抑制大鼠嗜碱性白血病细胞（RBL-2H3）中透明质酸酶的活性，对组胺的释放也具有较好抑制作用。另外，牡蛎肽与过敏血清中 IgE 的反应性较低，表明牡蛎肽还具有良好的抗过敏性能和低致敏活性。

10. 羊胎盘　即雌性山羊或绵羊的胎盘。味甘、咸，性温；归肾经。功能补肾益精，益气养血。主治肾虚羸瘦、久疟和贫血。

研究人员采用超滤法提取羊胚胎及胎盘中的主要生物活性成分，对活性成分提取后的剩余蛋白质进行了酶水解，得到了适用于羊胎水解的最适酶种类及最适水解条件，并发现低剂量羊胎水提液可抑制绵羊红细胞（SRBC）所致迟发型变态反应，提高小鼠血清溶血素水平，增强小鼠特异性免疫功能，可极显著增强单核巨噬细胞吞噬功能、小鼠非特异性免疫功能，显示出一定的免疫调节作用。此外，通过 D- 半乳糖建立亚急性衰老 SD 大鼠模型，采用复方羊胚胎素 1 组（主要成分：羊胚胎、白毛乌鸡骨、桃仁、红花、甘草等）、复方羊胚胎素 2 组（主要成分：羊胚胎、乌鸡骨、枸杞子、黄芪、党参等）分别处理，发现 2 种复方羊胚胎素均能提高亚急性衰老模型大鼠血清中抗氧化酶 SOD、GSH-Px 的水平，并降低由于自由基与脂质发生过氧化反应产生的 MDA 水平，改善衰老模型大鼠的空间搜索和定位巡航能力，提高免疫器官指数;其机制可能是,通过提高抗氧化能力,改善免疫指标。这一实验,对于未来开发相应中药活性肽产品以提高免疫力的研究,具有一定借鉴意义。

11. 骨髓 骨髓是哺乳动物的中枢免疫器官,即骨腔内的软组织,含红细胞、白细胞和血小板谱系等处于不同成熟阶段的造血细胞,是所有免疫细胞的来源,也是 B 细胞分化、发育的部位。

骨髓肽以 0.5g/(kg·bw·d)、1.0g/(kg·bw·d)、3.0g/(kg·bw·d) 3 个剂量经口给予小鼠 1 个月,进行小鼠细胞免疫功能、体液免疫功能、单核巨噬细胞功能及 NK 细胞活性测定。结果显示,1.0g/(kg·bw·d)组、3.0g/(kg·bw·d)组加 ConA 孔与不加 ConA 孔吸光度的差值高于 0.5g/(kg·bw·d)组,3.0g/(kg·bw·d)组鸡红细胞吞噬指数高于 0.5g(kg·bw·d)组和 1.0g/(kg·bw·d)组,3.0g/(kg·bw·d)组溶血空斑数及半数溶血值高于 0.5g(kg·bw·d)组和 1.0g/(kg·bw·d)组,3.0g/(kg·bw·d)组 NK 细胞活性高于 0.5g(kg·bw·d)组和 1.0g/(kg·bw·d)组,且差异均有统计学意义($P<0.05$)。由此可判定,骨髓肽具有增强免疫力的功能。

(三)其他

1. 灵芝 一直以来,人们认为灵芝具有滋补强壮、扶正固本的功效,可用于肿瘤、白细胞减少、糖尿病、病毒性肝炎等的防治。近年来,多种灵芝肽及灵芝糖肽被分离鉴定出来。其中,2 个灵芝肽 GLP(即 5 肽和 7 肽),可增加胞内钙离子浓度,下调凋亡抑制基因 *Survivin* 的表达,提高凋亡促进基因 *Bcl*-2 和 *P53* 的表达,激活 Caspase-3 活性,提高人肝癌细胞 HepG2 的凋亡率。后来,人们从灵芝菌丝体中分离纯化的灵芝糖肽(GLPP),可显著提高小鼠腹腔吞噬细胞的吞噬能力,抑制人外周血单核细胞 Th1 类细胞因子 IL-12、IL-2、TNF-α、IFN-γ 的分泌;降低类风湿关节炎成纤维样滑膜细胞(FLS)中 IL-1β 或脂多糖引起的 IL-8 和 MCP-1 的表达,发挥一定的免疫调节功能。

2. 云芝 又名多色牛肝菌、黄云芝、灰芝、千层蘑、彩纹云芝。为多孔菌科真菌彩绒革盖菌的干燥子实体。味甘、淡,性微寒。归肝、脾、肺经。功能清热解毒,健脾利湿,止咳平喘。主治慢性活动性肝炎、肝硬化、肿瘤、慢性支气管炎、小儿痉挛性支气管炎、白血病、类风湿关节炎等。现代药理研究表明,云芝含聚葡萄糖云芝多糖、糖肽、有蛋白键结构的多聚糖 PS-K、氨基酸、钙、锗、镁、铁、锌等。

　　云芝在免疫调控方面可发挥重要作用,所含主要活性成分为云芝糖肽(PSP 和 PSK)。实验研究发现,云芝糖肽可提高杀伤肿瘤细胞的相关细胞因子 TNF-α、IFN-γ 的分泌,协调抑制肿瘤细胞生长;增强荷瘤小鼠的免疫力。后来研究发现,云芝糖肽可对巨噬细胞产生双向免疫调节作用:当激活正常静息状态的巨噬细胞时,可使 IL-1β 和 PGE$_2$ 的表达上调;当细胞处于过度激活状态时,可通过阻滞 NF-κB 的核转移、干扰 LPS 与细胞结合,下调 IL-1β、PGE$_2$ 等炎症介质及 COX-2 的表达。

　　另外,云芝糖肽可促进小鼠腹腔巨噬细胞、自然杀伤细胞、淋巴因子激活的杀伤细胞(LAK 细胞)的活化;促进人外周血淋巴细胞的增殖;调节 CD4/CD8 比率,促进肿瘤坏死因子 -α、白介素 -2、白介素 -6、γ 干扰素的产生;提高抗体生成细胞的数目,提高免疫抑制模型大鼠的免疫力。然而,云芝糖肽单独使用时可抑制已激活 T 细胞的增殖;与环孢素共同作用时,能够抑制已激活 T 细胞的增殖,降低 Th1 细胞因子和 CD3$^+$/CD25$^+$ 的表达,但不影响 Th2 细胞因子的表达,有利于细胞因子平衡向 Th2 转移,且与 p38 和 STAT5(信号转导及转录激活因子 5)通路有关。

　　3. 胎盘　民间素有食胎盘可提高免疫力的说法。实验研究发现,胎盘多肽注射液可以诱导血管新生,提高细胞免疫应答,改善免疫自身稳定性及免疫监视功能,还能诱导 NK 细胞、T 淋巴细胞及 B 淋巴细胞的增殖和分化,调节 CD4 与 CD8 比值,促进 IL-2、IL-6 等多种细胞因子分泌并能增加其受体的敏感性。另外,针灸足三里并注射胎盘多肽注射液,可降低血中白细胞、中性粒细胞、血红蛋白、血小板的含量,提高 CD3$^+$、CD3$^+$/CD4$^+$

比例及 CD4$^+$/CD8$^+$ 比值,降低 CD3$^+$/CD8$^+$ 比例,提高中晚期非小细胞肺癌(NSCLC)化疗患者的免疫功能。除此以外,胎盘多肽还可通过提高外周血 CD4$^+$、CD3$^+$ 数量及 CD4$^+$/CD8$^+$ 比例,提高病毒性脑炎患儿的细胞免疫功能。同时,胎盘多肽还可降低子宫肌瘤切除患者血清中 C 反应蛋白(CRP)及 IL-6 水平,升高CD4$^+$/CD8$^+$ 比值,提高 CD3$^+$、CD4$^+$T 淋巴细胞及 NK 细胞数量,从而改善子宫肌瘤的炎症反应及调节细胞免疫功能。在抗过敏反应中,胎盘多肽亦发挥重要作用,如胎盘多肽注射液可缓解慢性湿疹患者患处红斑、丘疹、表皮脱落、苔藓化的症状,降低患者血清中肿瘤坏死因子(TNF)-α、γ 干扰素和嗜酸性粒细胞阳离子蛋白(ECP)的水平。

第二节 中药活性肽在慢性病中的应用研究

一、高血压

高血压是指以体循环动脉血压升高为主要临床特征的慢性疾病,也是心脑血管病最重要的危险因素,一般认为舒张压≥90mmHg 或收缩压≥140mmHg 即可确诊;主要并发症如卒中、心肌梗死、心力衰竭及慢性肾脏病等,致残致死率高,严重消耗医疗和社会资源,给家庭和社会造成沉重负担,已成为我国一项重要的公共卫生问题。

正常人体血压受肾素 - 血管紧张素系统(RAS)和激肽释放酶 - 激肽系统(KKS)的调节。上述两个系统是一对相互拮抗的血压调节体系,其平衡失调被认为是高血压发病的重要原因之一。肾素 - 血管紧张素系统直接参与血管收缩、代谢及交感神经的调节,而激肽释放酶 - 激肽系统中的激肽如缓激肽主要作用于血管内皮的缓激肽受体,促进一氧化氮和前列腺素等血管扩张因子的释放,使血压下降。血管紧张素转换酶(ACE)是上述两个调节系统中起关键作用的酶。目前,寻找、合成 ACE 抑制药(ACEI)是开发降血压药物的重要途径。

目前,治疗高血压主要以化学合成降压药为主,但服药后易出现副作用,如引发干咳、皮疹、血管性水肿、蛋白尿、白细胞减少和停药综合征等。近年来,从动植物中发现的生物活性肽(又称功能性低聚肽),基于副作用小、天然、安全、营养、成本低等优点,在抗高血压领域逐渐被广泛研究和应用。有报道,美国以三文鱼加工副产物为原料,水解所得降血压肽的降压效果良好,每天摄入 1.5g 降血压肽就能使中等强度高血压患者的血压趋于平稳。

降血压肽一般通过抑制血管紧张素转换酶(ACE)的活性,阻断血管紧张素 I 转变为血管紧张素 II,从而抑制血压升高,故又称血管紧张素转换酶抑制肽。ACE 抑制肽根据作用方式可分为 3 种:一是竞争性抑制肽,即 ACE 抑制肽与 ACE 活性位点结合,以阻止底物与其结合;二是非竞争性抑制肽,即 ACE 抑制肽和底物能同时与 ACE 的不同位点结合,形成酶 - 抑制剂复合物,改变 ACE 构象,抑制其活性;三是药物前体类抑制肽,这类多肽经 ACE 自身酶解后会产生更强的抑制作用,在体内会有持续降压作用。目前发现的 ACE 抑制肽多为分子量较小的短肽,氨基酸残基数量通常为 2~12 个,且其抑制活性主要取决于 C 端氨基酸,当 C 端氨基酸为芳香族氨基酸如色氨酸、酪氨酸、苯丙氨酸时,抑制活性较高。另外,N 端为疏水性的缬氨酸、亮氨酸、异亮氨酸或碱性氨基酸的降血压肽,因对 ACE 的亲和力较强,故抑制活性也较高,但是脯氨酸除外。

降血压肽主要来源于动植物蛋白、乳蛋白、发酵食品等。目前,许多中药已经应用于高血压的预防和治疗,从中药中提取降血压肽逐渐成为一个热门领域。

(一)植物类

1. 薏苡仁 禾本科植物薏苡的干燥成熟种仁。中国大部分地区均产,主产于福建、江苏、河北、辽宁等地。性凉,味甘、淡;归脾、胃、肺经。功效为利水渗湿,健脾止泻,除痹,清热排脓。

李时珍《本草纲目》称其为上品养心药。常用于治疗哮喘、咳嗽、皮肤皲裂、风湿病、神经痛和炎症等。现代药理学研究发现,薏苡仁具有抗氧化、抗肿瘤、抗溃疡、降血脂、降胆固醇、降血糖及降血压等功效。

研究表明,薏苡仁谷蛋白、醇溶蛋白的酶解物具有较高的血管紧张素转换酶(ACE)抑制活性,薏苡仁多肽可作为抗高血压的有效成分用于功能性食品和药物中。用发酵法处理后得到的小分子薏苡仁肽,具有与酶解法所得薏苡仁肽相近甚至更好的ACE抑制活性,为抗高血压药的开发提供了基础。研究人员采用不同剂量的薏苡仁谷蛋白小分子肽灌喂原发性高血压大鼠模型,结果表明,其具有一定的降压效果,且剂量越大,降压效果越显著,而对正常大鼠血压没有影响,这为谷蛋白ACE抑制肽作为抗高血压的有效成分用于功能性食品和药物中提供了理论参考依据。

2. 荞麦　蓼科植物荞麦的种子。霜降前后种子成熟时收割,打下种子,晒干。广泛分布于中国山区,特别是西南地区,如四川、贵州等地。除此以外,在俄罗斯、日本等国家也广泛种植,常见的品种是甜荞和苦荞。味甘,性凉。入脾、胃、大肠经。功能开胃宽肠,下气消积。主治绞肠痧,肠胃积滞,慢性泄泻,噤口痢疾,赤游丹毒,痈疽发背,瘰疬,汤火灼伤。现代药理研究表明,荞麦含有很多重要的生物活性成分,对多种慢性病有很好的疗效,如高血压、高胆固醇血症、糖尿病、肥胖症和便秘,而荞麦中的降血压成分主要是芦丁等黄酮类化合物、γ-氨基丁酸、荞麦蛋白及其酶解后生成的多肽等。

荞麦降血压肽也称荞麦ACE抑制肽,可通过抑制血管紧张素转换酶的活性来调节血压。荞麦降血压肽一般由2~5个氨基酸残基组成,主要源自荞麦蛋白酶解后生成的多肽片段。近年来,先后有多个荞麦降血压肽被发现。如早期从水解后的苦荞蛋白质中分离的11种抑制肽中的AY(Ala-Tyr)、FY(Val-Lys)、LF(Leu-Phe)和YV(Tyr-Val),与先前报道的ACE抑制肽序列一致；之后从发酵的荞麦芽中纯化出 6 种降血压肽，分别为 DVWY（Asp-Val-Trp-Tyr）、FDART（Phe-Asp-Ala-Arg-Thr）、FQ（Phe-Gln）、VAE（Val-Ala-Glu）、VVG（Val-Val-Gly）和 WTFR（Trp-Thr-Phe-Arg），均对自发性高血压大鼠模型具有降压作用。

此外，有研究发现，多肽一般通过多肽中的脯氨酸（Pro）、酪氨酸（Tyr）、色氨酸（Trp）和苯丙氨酸（Phe）与血管紧张素转换酶的活性中心相结合而产生抑制活性作用，且酪氨酸本身就具有一定的 ACE 抑制活性。而荞麦降血压肽几乎都具有相似的结构，C 端都是酪氨酸，如 FY、AY、YQY、PSY 和 DVWY，仅 GPP（Gly-Pro-Pro）的 C 端氨基酸是脯氨酸，因此可认为荞麦降血压肽中的酪氨酸和脯氨酸对 ACE 的抑制作用很重要。荞麦 ACE 抑制肽的发现，为通过阻滞肾素 - 血管紧张素 - 醛固酮系统治疗高血压提供了大量的先导化合物，而通过加工、改造这些天然降血压肽为开发新型降血压药提供了可能。

3. 银杏 现代研究表明，银杏中含有丰富的蛋白质、淀粉、白果酸、白果酚、萜类、生物碱以及硒、钙、铁等，具有抑菌、延缓衰老、抗癌、提高抵抗力等功能。

目前，银杏蛋白作为银杏中最重要的营养素之一，引起广大国内、外研究者的兴趣，而银杏肽的分离、提纯与鉴定也逐渐走进研究者的视野。研究表明，Alcalase 酶解得到的银杏多肽（TNLDWY、RADFY、RVFDGAV）在体外具有 ACE 抑制活性，其中 RVFDGAV 的 ACE 抑制活性最强，表现为竞争性抑制模式，而 TNLDWY、RADFY 表现为非竞争性抑制模式，这为今后开发功能性食品或降血压药提供了可能。研究还发现，上述 3 种肽能够促进 NO 的释放，抑制内皮素 -1（ET-1）的分泌，提高细胞内活性氧清除能力，表明银杏 ACE 抑制肽可能通过增加 NO 的释放量、降低 ET-1 的分泌、减少细胞内活性氧来调节血压。

4. 松子仁 为松科植物红松等的种仁。味甘，性温；归肺、肝、大肠经。具有润肠通便、润肺止咳的功效。松子仁中的蛋白质含量较高，占 13%~20%，含有 18 种氨基酸且配比合理，其中谷氨酸含量最高,精氨酸、天冬氨酸含量也较高,苯丙氨酸、异亮氨酸的含量更是高于国际标准。

松子仁蛋白经合适的酶解,得到的松子仁多肽,对 ACE 有一定抑制活性。如通过酶解松子仁清蛋白得到的松子仁 ACE 抑制肽,根据其氨基酸序列合成得到大量肽(纯度达到 98%)——YLVPH、YRLD、YLLK。通过其对人脐静脉内皮细胞活力影响的研究,发现松子仁 ACE 抑制肽可能是通过引起细胞中的活性氧类(ROS)水平降低,NO 释放量增多,SOD 活性升高来发挥降压作用的。血管细胞产生的 ROS 会造成细胞损伤,这与高血压的发病机制有关;细胞损伤后会导致血管舒张功能障碍,使 NO 的合成减少,导致血压升高,进入持续性血压升高的恶性循环;SOD 可以清除代谢中产生的对细胞活力有害的物质,保护细胞不会损伤。因此,ROS 水平、NO 释放量和 SOD 活性均与高血压致病机制息息相关。

5. 枸杞子　现代医学研究发现,枸杞子因含有枸杞多糖、甜菜碱、类胡萝卜素、游离氨基酸及黄酮类化合物等多种有效成分,具有降血压、降血糖、降血脂、预防脂肪肝及抗动脉粥样硬化等相关功效,并且还可提高免疫力、防止衰老。

枸杞蛋白的氨基酸组成较平衡,含有人体必需的 8 种氨基酸,其中必需氨基酸(EAA)占总氨基酸的 38.23%。枸杞多肽是以枸杞为原料,用蛋白酶在最适条件下对枸杞蛋白进行水解得到的。研究证明,肾素 - 血管紧张素 - 醛固酮系统(RAAS)存在着在生理作用上相互抗衡的两条路径:一条是经典的 ACE-Ang Ⅱ -AT1R 通路,引起血管收缩,血压升高;另一条是 ACE_2-Ang(1-7)-MasR 通路,通过对前一条通路的拮抗作用,引起血管舒张,血压下降。枸杞蛋白酶解液则可能通过调节 ACE-Ang Ⅱ -AT1 通路和 ACE_2-Ang(1-7)-Mas 通路的平衡,进而达到降压效果。

6. 大豆　调节血压的重要评价指标是 ACE 活性的抑制。研究表明,大豆肽(IAVPTGVA 和 LPYP)能够降低胆固醇和血糖水平,还可以作为潜在的 ACE 抑制药,产生降血压功效。从碱性蛋白酶水解产生的绿色大豆水解物中鉴定出含有 6~12 个氨基酸残基、分子量为 659~1 378U 的 10 种大豆肽(SBP),其中5 种具有 90%~102% 的 ACE 抑制活性,可用作抗高血压的功能性食品。大豆蛋白经蛋白酶水解和鼠李糖乳杆菌 EBD1 发酵后,生成的磷酸化大豆分离蛋白(p-SPI)中含有 3 种强效且含量丰富的 ACE 抑制肽——PPNNNPASPSFSS、GPKALPII 和 IIRCTGC,可作为一种降血压功能食品,能显著降低自发性高血压大鼠(SHR)收缩压并控制体重增长。

(二)动物类

1. 地龙 现代研究表明,地龙主要含有氨基酸、蛋白质、多肽、核苷、有机酸、脂质等。其中,蛋白多肽类成分质量分数高达 55%~68%,具有抗凝血、降血压、抗菌、抗脑卒中、神经保护等多方面药理作用。地龙降压蛋白(肽)含有 18 种氨基酸,其中亮氨酸和谷氨酸的含量最高,同时含有人体必需的 8 种游离氨基酸,并可显著降低自发性高血压大鼠的血压,体外抑制 ACE 活性,同时明显降低自发性高血压大鼠体内血管紧张素 Ⅱ(Ang Ⅱ)、醛固酮的含量,提高前列环素(PGI_2)的稳定代谢产物 6- 酮 - 前列腺素 -F1α 的水平。其降压机制可能是抑制了 ACE,从而阻止了血 Ang Ⅰ 转变为 Ang Ⅱ,避免了过多的 Ang Ⅱ 与血管紧张素受体(AT1 受体)结合,进而使小动脉平滑肌舒张,同时醛固酮分泌减少,减轻了钠水潴留,阻断了 RAAS 级链反应而使血压降低;同时抑制 ACE 可使缓激肽降解减少,而缓激肽通过激活激肽 B_2 受体,促进 PGI_2 合成,发挥其舒张血管作用,进而使血压下降。

2. 牡蛎 牡蛎营养价值丰富,富含蛋白质、脂肪、维生素和微量元素。牡蛎的药用价值也很高。牡蛎肽拥有许多功能特性,如 ACE 抑制、抗菌功能以及抗氧化作用。其中,牡蛎 ACE 抑制肽的消化稳定性良好,吸油特性高于吸水特性,不同 pH 和温度下溶解性较好。研究表明,牡蛎 ACE 抑制肽不仅在体外具有较高的 ACE 抑制活性,而且在体内具有明显降血压效果且能保持稳定;其在体内主要通过降低 Ang Ⅱ 含量,从而降低醛固酮含量以达到降血压目的。研究表明,4 种牡蛎小分子活性肽 PEP-1、PEP-2、TRYP-2 和 MIX-2 对 ACE 活性均具有一定抑制效果,显示出一定的血压调节作用;用自发性高血压大鼠测定上述 4 种活性肽的降压作用,发现 TRYP-2、PEP-1、PEP-2、MIX-2 对大鼠血压的最大降幅分别为 27.88%、27.97%、18.30%、24.52%。

3. 乌骨鸡 既可作为一种营养丰富的滋补食品,又是特有药用鸡种,被历代医家沿用,历史悠久,名扬中外。综合大量医药文献记载,乌骨鸡具有补肝肾、益血气、退虚热、调经止带等功效,可医治心腹痛、虚损、崩中带下、遗精、消渴、久痢、骨折、腰酸腿痛、各种出血、紫癜、肝炎等。

现代研究证明,乌骨鸡中富含肌肽,且所含活性肽具有体外非酶糖基化抑制作用。对泰和乌骨鸡活性肽作用的研究发现,体外模拟胃肠道消化法酶解乌骨鸡肉后,在其水解液中发现多种小分子肽,且 ACE 抑制活性保持在 57.8% 以上。经分离纯化,从该组分中鉴定出一种新型 ACE 抑制肽,其序列为 Glu-Pro-Leu-Tyr-Tyr,且动物实验表明具有显著的降血压作用。

4. 海蜇 为根口水母科动物海蜇及黄斑海蜇的口腕部。味咸,性平;归肝、肾、肺经。具有清热平肝、化痰消积、润肠功效,常用于治疗肺热咳嗽、痰热哮喘、食积痞胀、大便燥结、高血压。

现代研究表明,海蜇体内含有较丰富的蛋白质及钙、磷、碘、铁等,素有"水产瑰宝"之美称,可用于治疗高血压、改善心血管功能。有关研究资料报道,海蜇中含有一种降血压短肽,被人体吸收后能发挥降血压作用。研究人员通过研究沙海蜇 ACE 抑制肽对大鼠高血压发生的预防作用,发现沙海蜇 ACE 抑制肽可有效促进高血压大鼠血压向正常水平回复,既可以有效预防高血压的发生,又具有加剧血浆中 NO 含量降低,抑制 NOS 含量降低,抑制 ACE 活性、Ang Ⅱ 含量升高等生理作用,并对 L-精氨酸甲脂(L-NAME)导致的高血压并发症肾细胞增生有抑制作用。

　　5. 海参　海参多肽是以新鲜海参为原料,经过蛋白酶酶解,分离纯化得到的具有一定功能特性的生物活性物质。研究发现,海参多肽具有抗氧化、降血压、抗肿瘤、抗疲劳等多种功能。海参多肽作为一种有效的 ACE 抑制药,通过抑制血浆和血管内皮细胞中 ACE 的活性,从而达到降血压的目的。有研究表明,分子量 <2kU 的海参多肽具有较强的 ACE 抑制活性,并且海参的这种降血压作用对正常血压没有影响,同时对心血管疾病患者有显著疗效。

二、糖尿病

　　糖尿病(diabetes mellitus,DM)是一种内分泌代谢性疾病,由体内胰岛素绝对或相对不足导致,以血糖升高为基本特征,主要临床表现为"三多一少"(即多饮、多尿、多食和体重下降)。

　　根据世界卫生组织糖尿病专家委员会提出的病因学分类标准(1999),糖尿病主要分为 1 型糖尿病(type 1 diabetes,T1D)、2 型糖尿病(type 2 diabetes,T2D)、妊娠糖尿病(GDM)和其他类型糖尿病(主要包括胰岛 β 细胞功能基因缺陷、胰岛素作用基因缺陷、胰腺外分泌疾病、内分泌疾病、感染、药物或化学品所致糖尿病,免疫介导性糖尿病,以及其他与糖尿病相关的遗传综合征)4 种。

　　血糖平衡的调节是生命活动调节的一部分,是保持内环境稳态的重要条件。血糖平衡的体液调节主要靠激素进行,其中涉及的激素种类较多,它们之间既有拮抗作用,又有协同作用,关系非常复杂。人体内有多种激素能够调节血糖水平,但以胰岛素和胰高血糖素的作用为主。胰岛素是含有 51 个氨基酸的小分子蛋白质,分子量为 6 000Da。胰岛素分子由靠 2 个二硫键结合的 A 链(21 个氨基酸)与 B 链(30 个氨基酸)组成。胰岛素在血液中的半衰期只有 5 分钟,主要在肝内灭活(肌肉与肾等也能使胰岛素失活)。1965 年,我国首先人工合成了具有高度生物活性的牛胰岛素,完成了人类历史上第一次人工合成生命物质(蛋白质)的创举。人胰高血糖素是由 29 个氨基酸组成的直链多肽,分子量为 3 485Da;它也是由一个大分子的前体裂解而来。胰高血糖素在血清中的浓度为 50~100ng/L,在血浆中的半衰期为 5~10 分钟,主要在肝内灭活(肾对胰高血糖素也有降解作用)。

传统的降血糖药多为人工合成的化合物,如 α- 葡糖苷酶抑制剂(阿卡波糖、米格列醇、伏格列波糖)被认为是治疗糖尿病的一线治疗药物。其他口服降血糖药包括胰岛素增敏剂,如降低肝中葡萄糖产生的双胍类(如二甲双胍)和增加肌肉对胰岛素敏感性的噻唑烷二酮类(如格列酮类)。胰岛素促分泌剂如磺酰脲类(如格列吡嗪、格列美脲)和格列奈类,葡萄糖依赖性促胰岛素多肽(如胰高血糖素样肽 -1)和二肽基肽酶 -Ⅳ抑制剂(格列汀类)等均可用于糖尿病的治疗。但是,在 30%~40% 的患者中,一方面由于口服降血糖药引起人体生物化学过程的改变,产生各种副作用,包括胃肠和肝脏疾病;另一方面,由于长时间使用和重复给药,导致治疗成本高。

糖尿病属中医"消渴"范畴,多因先天禀赋不足,素体阴虚,复因饮食失宜、情志失调或劳逸失度所致;病机主要以阴虚为本、燥热为标,且气阴两虚可导致血瘀。《素问·奇病论》记载:"有病口甘者……名曰脾瘅……此肥美之所发也,此人必数食甘美而多肥也,肥者令人内热,甘者令人中满,故其气上溢,转为消渴。"临床主要表现为易口渴、饮水多、摄入食物量多、小便排泄量大且有甜味、形体消瘦。

中医药治疗糖尿病的历史悠久。中医将糖尿病主要分为阴虚燥热型、气阴两虚型、阴阳两虚型。按中医辨证施治原则,治疗糖尿病必须针对不同的证型分别采用养阴清热法、益气养阴法、温阳育阴法,同时全程兼顾活血化瘀通络。历代医家多采用具有清热生津、滋阴补肾等功效的多种中药治疗糖尿病。中药多成分作用于多靶点的特色,有望弥补单纯降糖药的不足,不仅可以降血糖,还可以控制糖尿病的并发症。肽类药物具有明显优点,为未来降糖药的研发提供了新方向和新思路。首先,肽类多是内源性肽或其他天然肽,结构清楚,作用机制明确;其次,它们与一般小分子药物相比,活性更高、用药剂量更小、毒副作用更轻,而且代谢终产物为氨基酸;再次,它们与蛋白质相比,几乎没有免疫原性,而且可以化学合成,产品纯度高,质量可控;最后,肽类往往能规避胃肠道消化,克服蛋白质分子被消化酶破坏而不能口服的弊端。

现代医学大量研究表明,从中药中提取的活性成分对 DM 的治疗效果显著,主要降血糖成分有多糖、黄酮、生物碱和皂苷等。近年来,随着大量动植物天然活性肽的陆续发现,从中药中提取降糖肽亦逐渐引起广泛的重视和研究。

(一)植物类

1. 苦瓜　为葫芦科植物苦瓜的果实。我国南北均普遍栽培。味苦,性寒。归心、脾、肺经。具有祛暑涤热、明目、解毒之功效。常用于治疗暑热烦渴,消渴,赤眼疼痛,痢疾,疮痈肿毒。老瓜色赤,味甘性平,主归心、脾、大肠、胃经,有清热解毒、除劳乏、清心明目之功效。苦瓜种子益气壮阳;苦瓜花、根、茎、叶、果实也可入药,主治胃痛、湿热痢疾、呕吐腹泻、尿血等。

现代医学研究表明,苦瓜具有降血糖、抗肿瘤、抗生育等功能。国内外学者对其降血糖功能因子进行了大量研究,发现苦瓜中存在植物胰岛素、皂苷等功能成分。1981 年,Khanna 首次从苦瓜果实和苦瓜种子中分离出降糖多肽 -P(P-polypeptide);该肽皮下注射后可降低实验动物的血糖。苦瓜多肽 -P 有 166 个氨基酸残基,分子量约为 11 000Da。因提取方式与动物胰岛素相似,且薄层层析相对迁移率与动物胰岛素一致,故多肽 -P 又称植物胰岛素(P-insulin)。之后,其他研究者从苦瓜中分离出多种具有降血糖活性的肽类成分。如张世荣等从苦瓜中分离出 3 种具有降血糖活性的肽类成分,均能抑制 i- 胰岛素与肝细胞膜受体和胰岛素抗血清的结合;从苦瓜中提取的降血糖蛋白新组分 PA，分子量为 38kD，等电点为 5.4~5.6。PA 对正常禁食小鼠及四氧嘧啶糖尿病小鼠皮下注射给药，能有效降低血糖；其降血糖效价为 1mg 组分相当于牛胰岛素 13.6U。盛清凯等从苦瓜种子中提取出苦瓜多肽 -P，经凝胶柱分离得到 P_1、P_2 两个洗脱峰，其中主要成分 P_2 通过注射给药，对 1 型、2 型糖尿病实验动物均有显著降血糖功效，并提高其胰岛素敏感指数，但是口服无效。多肽类物质容易被消化道内的胃蛋白酶、胰蛋白酶等降解，因而失去生物活性。刘红雨等在苦瓜多肽 PA 中添加了蛋白水解酶抑制剂之后，口服有降血糖作用。其降血糖机制可能是抑制小肠黏膜 α- 葡糖苷酶活性，减少葡萄糖摄入；提高骨骼肌己糖激酶活性，加速葡萄糖磷酸化过程，进而提高体内葡萄糖代谢和利用；保护或修复胰岛 β 细胞，促进胰岛素分泌。通过与蛋白酶抑制剂的联合使用，或采用舌下含服给药来防止胃肠道消化酶的水解，苦瓜多肽有望开发成为口服降糖制剂。

2. 人参 为五加科植物人参的干燥根。味甘、微苦，性微温。归脾、肺、心、肾经。具有大补元气，复脉固脱，补脾益肺，生津安神之功效。主要用于治疗体虚欲脱，肢冷脉微，脾虚食少，肺虚喘咳，津伤口渴，内热消渴，久病虚羸，惊悸失眠，阳痿宫冷等。

现代大量研究表明，人参及其制品具有抗衰老、抗肿瘤、改善记忆力、增强免疫力等作用；同时对心血管病、糖尿病、脑部疾病等均有很好疗效。在临床上，人参可以改善 2 型糖尿病患者胰岛素抵抗状态，保护胰岛细胞，降低血糖。

人参肽即通过现代制备技术从人参或人参蛋白质分解产物中获取的具有生物活性功能的成分，包括人参多肽及小分子寡肽。日本学者 Ando 等于 1980 年首次从人参中发现了一种 14 肽，具有抑制脂肪分解和治疗糖尿病的功效。随后我国张今等也从人参中分离到 14 肽，测定其氨基酸序列为 Glu-Thr-Val-Glu-Ile-Ile-Asp-Ser-Glu-Gly-Gly-Gly-Asp-Ala，与之前 Ando 等发现的 14 肽有 1 个氨基酸的差别。王本样等进一步证实了该人参多肽的降血糖功效,按 50mg/kg、100mg/kg 和 200mg/kg 的剂量给大鼠一次静脉注射或小鼠多次皮下注射给药,能明显降低血糖和肝糖原,但对总血脂没有明显影响,且对肾上腺、四氧嘧啶(ALX)及葡萄糖引起的高血糖均有抑制作用,并能增强肾上腺素对肝糖原的分解。其降血糖作用机制:促进糖原分解或抑制乳酸合成肝糖原,此外还刺激了琥珀酸脱氢酶(SDH)和细胞色素氧化酶(CCO)的活性,使糖的有氧氧化作用增强,进而起到降低血糖的作用。除此之外,葛焕琦等通过临床实验证明,人参糖肽注射液治疗 2 型糖尿病的总有效率为 86.67%,能显著降低血糖、尿糖及糖化血红蛋白,对血液系统、肝肾功能未见毒副作用,是一种安全有效的治疗 2 型糖尿病的药物。

3. 燕麦 为禾本科植物,性味甘平,能益脾养心、敛汗,还可益肝和胃,用于肝胃不和所致食少、纳差、大便不畅等。

燕麦营养成分丰富,除含有蛋白质、脂肪、膳食纤维等主要营养成分以外,还含有钙、铁、磷、维生素 B 和维生素 E 等人体必需矿物质和维生素。国内外大量科学研究及临床医学研究表明,燕麦具有降血糖、降胰岛素、降胆固醇、降血脂、抗氧化、延缓衰老、预防结肠癌和减肥等多种保健功能。张慧娟等用碱性蛋白酶酶解法从燕麦中提取了燕麦多肽,并用其干预高血糖小鼠,证明该燕麦多肽可有效改善糖尿病小鼠体重减轻、多食和多饮的症状;其通过提高胰岛素敏感性和促进肝糖原的合成,进而起到降低糖尿病小鼠血糖水平的作用。董宇婷通过研究燕麦蛋白及其水解后多肽的降血糖作用,发现燕麦蛋白水解液具有燕麦蛋白所不具备的 α- 葡糖苷酶(AG)抑制活性和二肽基肽酶Ⅳ(DPP-Ⅳ)抑制活性;经分离、提纯,研究人员得到 AG 抑制活性和 DPP-Ⅳ抑制活性均较高的肽组分 H1-1 和 H1-2,为燕麦多肽在降血糖领域的应用提供了理论依据。

4. 黑豆 豆科植物大豆的黑色干燥种子。黑豆能补肾填精、强筋壮骨、养颜美容和抗衰防老。现代医学研究发现,黑豆含有大豆异黄酮、花色苷和单宁等生物活性成分;从黑豆皮中提取的黑豆花色苷,具有清除自由基、抗氧化、延缓衰老、保护肝脏等作用。

研究显示,黑豆肽可以有效减少 Caco-2 细胞模型的葡萄糖吸收,使口服葡萄糖耐量试验小鼠餐后葡萄糖水平降低 24.5%。Jung Hyun Kwak 等研究了黑豆肽对前驱糖尿病(空腹血糖受损或葡萄糖耐量降低受损)和新诊断的 2 型糖尿病患者的葡萄糖控制的影响,发现服用黑豆肽的受试者的空腹血糖水平往往较低(≥110mg/dl),并且显著降低 2 小时血浆葡萄糖浓度水平。

5. 大豆 肥胖和高脂血症通常与胰岛素抵抗和导致代谢疾病表型的 2 型糖尿病(T2D)相关。大豆肽(SBP)在不同的实验中显示出具有调节糖的吸收和胰岛素水平的作用,也具有抗糖尿病活性。研究表明,SBP(FLV)可通过肽转运蛋白 2(PepT2)转运至脂肪细胞,下调 TNF-α 诱导的炎症信号,降低炎症反应,从而提高细胞内胰岛素的反应性、增加脂肪细胞的葡萄糖摄取。目前,许多新合成的抗糖尿病药物都是通过抑制 DPP-Ⅳ活性作用来实现的。从发芽大豆分离蛋白中获得的 5~10kU和 >10kU 的 SBP 可有效抑制 DPP-Ⅳ 活性,而获得的 5~10kU和 <5kU 的 SBP 可有效抑制 α- 淀粉酶和 α- 葡糖苷酶活性,因此上述 SBP 调节了糖的吸收和胰岛素水平以预防糖尿病。此外,研究表明,3 个序列分别为 LLPLPVLK、SWLRL 和 WLRL 的 SBP均为 α- 葡糖苷酶和 DPP-Ⅳ 抑制肽,可有助于糖尿病的治疗。

6. 玉米 玉米蛋白经酶水解得到的小分子肽混合物即为玉米肽。胡宇航等通过优化玉米蛋白粉的酶水解工艺,将所得玉米肽通过凝胶色谱分离得到 3 个组分并进行体外降血糖活性检测,结果显示肽组分 CP1 促进正常 HepG2 细胞葡萄糖消耗效果最优,并且其 α- 葡糖苷酶抑制活性也最高;CP1 经过 RP-HPLC 制备柱纯化得到含量较高的 14 个组分,其中 CP-13 的 α-葡糖苷酶抑制活性最强。孙素玲以糖尿病 C57BL/6J 小鼠为模型进行体内试验研究,发现玉米肽能降低该小鼠血糖和减轻胰岛炎症;又以 NOD 小鼠为体内模型,进一步验证玉米肽的降血糖作用,结果表明,玉米肽能保护 NOD 小鼠 T1D 的发生和发展,增加 NOD 小鼠血清胰岛素含量和胰岛 β 细胞面积,减轻胰岛炎症和降低血清中 IL-6 含量;又以 MIN-6 细胞为研究对象,研究玉米肽的作用机制,结果表明,玉米肽通过降低血清 IL-6 含量进而降低 p-p38 的表达水平并增加 p-Akt(Ser 473)的表达水平,减轻胰岛炎症、增加胰岛 β 细胞面积,最终增加胰岛素分泌量、降低血糖。

目前,国内外市场上有许多玉米肽保健产品,主要分为两大类:①功能性饮料,包括醒酒护肝类饮品和运动饮品;②经过水解后的玉米粗肽产品(目前中国已经有几家生物肽公司规模化生产玉米粗肽产品)。

7. 杏仁　为蔷薇科植物杏或山杏的种子。主要分布于我国北方,以新疆、河北、辽宁、山东、陕西等地分布最多。杏仁有苦杏仁和甜杏仁之分。苦杏仁又称北杏仁,性味苦微温,有小毒,一般用于临床治疗,具有止咳、平喘、祛痰、润肠、通便等功效,可治虚劳、伤风咳嗽、痰多哮喘、肠燥便秘等。供食用者多为甜杏仁,又称南杏仁,性平、味甘、无毒。现代研究发现,杏仁具有很高的医疗效能,如具有镇咳、平喘、防癌、抗癌、增强人体抵抗力、延缓衰老、调节血脂等多项医疗保健功能,还有益于心脏,能够补脑益智等。

研究发现,口服杏仁多肽能降低糖尿病大鼠的血糖水平,提高糖尿病大鼠的血清胰岛素水平,而对正常血糖影响不大;与降糖药盐酸二甲双胍前期降糖效果相比,杏仁多肽的降糖效果更加持续和稳定。此外,口服杏仁多肽还可有效控制链脲霉素(STZ)所致大鼠血糖、血清总胆固醇、血清甘油三酯水平的升高和血清胰岛素水平的下降,增加大鼠胰腺/体重比值,抵抗 STZ 所致大鼠胰岛 β 细胞数量的下降。这为降血糖功能产品的开发提供了理论依据。

(二)动物类

1. 鹿茸　研究表明,5~10kDa 的马鹿鹿角肽(PRDA)可显著降低血液中葡萄糖水平,提高胰岛素浓度,进而有效增强脂质代谢;因此,PRDA 可有效治疗高脂血症、糖尿病伴高血糖和氧化应激。包美丽等通过双酶法制备马鹿鹿茸降血糖肽并研究其对 α- 葡糖苷酶的抑制效果,结果表明,碱性蛋白酶 - 风味蛋白酶双酶分步水解马鹿鹿茸可获得高 α- 葡糖苷酶抑制率的降血糖肽。姜宁等用 Superdex 30 凝胶过滤色谱法发现一种鹿茸多肽 CAP,体外试验表明,该鹿茸多肽能促进胰岛 β 细胞的增殖,有效促进胰岛素抵抗 HepG2 细胞的糖代谢,改善胰岛素抵抗且无细胞毒性,也能改善肝细胞的胰岛素抵抗(IR),是一种潜在的降血糖药物。

2. 蛤仔　帘蛤科动物菲律宾蛤仔及杂色蛤仔的壳和肉。分布于我国沿海等地。味甘、咸,性寒。有清热解毒、收敛生肌之功。主治臁疮、黄水疮。

杂色蛤仔含丰富的蛋白质和多糖类物质。贝类蛋白质被水解成小分子肽,可以产生多种生物活性。有研究表明,采用胃蛋白酶将杂色蛤肉酶解所得产物对 α- 葡糖苷酶具有较高的抑制活性,同时通过 DEAE-F.F 阴离子交换层析和 Sephadex G-25 凝胶柱层析分离纯化出具有较高 α- 葡糖苷酶抑制率的多肽组分 G,并测定出其分子量约为 580Da;当浓度为 50mg/ml 时,该组分的 α- 葡糖苷酶抑制率为 61.5%,这为糖尿病保健品的开发提供了理论基础。

3. 鲨鱼肝　六鳃鲨科哈那鲨属动物扁头哈那鲨及其他鲨鱼的肝或由肝提炼而得的鱼肝油。分布于我国渤海、黄海、东海及南海。味甘,性温。具有健脾补气、养肝明目、解毒敛疮之功,常用于眼结膜干燥症、夜盲症、软骨病、烫火伤、皮肤溃疡、外伤创面久不愈。

研究发现,糖尿病与自由基有着密不可分的关系。肥胖、高血糖、游离脂肪酸的过氧化反应以及各种急性炎症刺激等产生的氧自由基等对机体组织的严重伤害,都可诱发胰岛细胞的损伤、引发胰岛 β 细胞的凋亡,从而导致糖尿病。因此,具有抗氧化活性的物质能帮助清除体内过氧化物,提高机体的抗氧化能力和免疫力,有利于糖尿病的预防与治疗。黄凤杰等从幼鲨鱼的肝中提取的鲨鱼肝活性肽有助于脂质过氧化物和自由基的清除,提高机体自身的抗氧化能力,进而消除氧化应激,减轻自由基对胰岛 β 细胞的损伤,降低血糖,改善糖尿病小鼠的糖脂代谢,减轻脂毒性,延缓胰岛 β 细胞的衰竭,对糖尿病有一定治疗作用。

4. 蚕蛹　蚕蛾科昆虫家蚕蛾的蛹。从缫丝后的蚕茧中取出,晒干或烘干。《医林纂要》载其"甘辛咸,温"。《本草纲目》记载蚕蛹"为末饮服,治小儿疳瘦,长肌退热,除蛔虫;煎汁饮,止消渴"。现代研究显示,蚕蛹含有丰富的蛋白质、脂肪酸和甲壳素等成分。

蚕蛹脂肪酸最早被发现具有降血糖功效,并能提高糖尿病大鼠或小鼠的抗氧化能力,但有研究发现蚕蛹蛋白经不同方式酶解产生的蚕蛹多肽亦能产生降血糖作用。如利用蚕蛹短肽制备的肠内营养制剂,能显著降低 2 型糖尿病小鼠的血糖值,并具有血脂代谢的调节功效。以 α- 葡糖苷酶活性抑制率为指标,通过优化蛋白酶选择及酶解条件,发现蚕蛹蛋白酶解多肽能显著抑制 α- 葡糖苷酶活性。进一步给链脲霉素(STZ)致糖尿病小鼠口服蚕蛹蛋白酶解多肽 3~5 周,发现实验小鼠的空腹血糖水平显著降低,糖化血清蛋白(GSP)含量明显下降,心指数、肾指数和肝指数均有一定改善,表明蚕蛹蛋白酶解多肽有一定降血糖作用。此外,最新研究发现,4 种蚕蛹活性肽 QPGR、SQSPA、QPPT 和 NSPR,能明显抑制 α- 葡糖苷酶的活性,这也为利用蚕蛹生产潜在糖尿病治疗药物提供了理论参考。用蛋白酶水解和超滤法制取了家蚕幼虫的蛋白水解液,证实具有良好降血糖作用。利用超滤技术,去除蚕体中致敏性大分子物质,有望开发成为一种安全、服用方便的新型降血糖保健食品。

5. 蜂产品　蜂王浆、蜂胶等一些蜂产品也具有降血糖、降血脂的生物活性,能一定程度缓解糖尿病症状。以冻干蜂蛹粉为原料,运用消化酶降解蛋白获得蜂蛹富肽蛋白粉,并通过动物实验进一步证实富肽蛋白粉可提高大鼠免疫功能、降低血糖,并能预防和减轻动脉粥样硬化。

6. 牛乳　为牛科动物雌性黄牛或水牛的乳汁。味甘,性微寒。入心、肺、胃经。有补虚、生津、润肠之功效,常用于治疗虚弱羸瘦、反胃噎膈、消渴、小儿佝偻病、便秘。

牛乳主要由酪蛋白和乳清蛋白组成。正常牛乳中蛋白质含量大约占 3.5%。酪蛋白是牛乳的主要组成部分,约占牛乳蛋白质的 80%。酪蛋白除了为机体提供生长所必需的氨基酸之外,也是多种活性肽的主要来源。酪蛋白中的多种活性肽最初以非活性状态隐藏在酪蛋白中,只有当酪蛋白被适当的水解酶水解后,活性肽才能释放出来发挥其各种生理功能。如张颖研究发现,酪蛋白本身没有二肽基肽酶Ⅳ(DPP-Ⅳ)抑制能力,但牛乳酪蛋白水解物经超滤分离后得到的肽组分具有明显的 DPP-Ⅳ抑制活性。β- 酪啡肽 -7(β-CM-7)是最具代表性的一种乳源活性肽,是酪蛋白水解产生的含有 7 个氨基酸残基的寡肽(Tyr-Pro-Phe-Pro-Gly-Pro-Ile),具有阿片肽活性,能够刺激胰岛素分泌、调节胃肠道运动、延缓胃排空、增加摄食量。宗亚峰发现,β-CM-7 能降低葡萄糖跨膜吸收的速率,抑制小肠对葡萄糖的吸收,从而起到降血糖作用;其作用机制尚不明确,需进一步研究。印虹等的研究表明,β-CM-7 可以通过提高小肠黏膜 SOD、GSH-Px 等抗氧化应激酶的活性以及小肠黏膜 Na^+-K^+-ATP 酶活力,增强小肠黏膜抗氧化应激的能力,减轻高血糖氧化应激产生的自由基对小肠黏膜的损伤,为其应用于糖尿病治疗提供了理论依据。

7. 鱼籽　鱼籽可用于提取鱼籽多肽。动物实验发现,鱼籽多肽能通过抑制红细胞溶血的方式调节小鼠的餐后血糖,降低血糖曲线下面积,从而使血糖维持在正常水平;进一步研究发现,鱼籽多肽还可以通过氧化应激通路发挥降血糖作用。以上表明,鱼籽多肽具有一定的降血糖效果。

（三）其他

灵芝：多孔菌科真菌赤芝或紫芝的干燥子实体，主要分布于我国西南、河北（赤芝）、浙江、江西、湖南（紫芝）等地。早期，灵芝因具有"久服延年、轻身不老"的功效而被誉为"仙药"。历代医药学家均认为灵芝是滋补强壮、扶正培本的珍贵药品。

现代药理和临床研究表明，灵芝具有免疫调节、抗肿瘤、抗衰老、提高机体耐缺氧能力等多方面药理作用。灵芝粗提液及灵芝孢子粉对糖尿病都有较好防治作用。对其降血糖功能的研究，多集中在灵芝多糖和三萜类化合物等活性成分上，但近些年研究发现，灵芝肽也具有降血糖功效，而且能够抵抗羟自由基活性、保护肝细胞。研究表明，从灵芝发酵干粉中提取纯化得到的灵芝肽，对实验性糖尿病具有较好的持续降血糖作用，并且还能抑制糖尿病引起的体重降低。

三、高脂血症

高脂血症（hyperlipidemia，HL）又称高血脂，是因多种原因导致脂代谢紊乱的一种病理状态，临床表现为血清总胆固醇（TC）、甘油三酯（TG）、低密度脂蛋白（LDL-C）水平升高及血清高密度脂蛋白（HDL-C）水平降低。高血脂可诱发高血压、动脉粥样硬化、血管性老年痴呆和冠心病。据统计，我国每年死于HL相关疾病的人数超过300万，且呈现不断上升趋势。因此，及时干预或治疗HL对于提高我国居民健康水平，缓解医疗压力，具有重要现实意义。

高脂血症分为原发性与继发性两种：原发性高脂血症有家族倾向特点，表现为家族性高胆固醇血症（FH），临床以LDL-C水平升高为特点。继发性高脂血症是由其他疾病引起的血脂异常，如糖尿病、高血压等；此外，年龄、体重及一些生活方式如饮食、运动、精神紧张等也可影响血脂水平。

对于高脂血症，西医目前尚无明确有效的根治方法，多是采用药物治疗，而生活方式的调整如适当的体育锻炼、戒烟戒酒等也是有效的治疗手段。目前,市面上存在不少降血脂类药物,如他汀类和贝特类等降血脂药虽然能有效调节血脂异常、降低血浆胆固醇水平,但常会引发多种不良反应。因此,研发出安全无毒、经济适用的功能性食物和营养药物进行替代性治疗,变得尤为重要。

中医历代医家认为,膏脂运化失常或过剩,并聚而为痰,阻于血脉并影响气血运行,日久生瘀,脉络壅塞不畅,是 HL 的主要病因;"痰瘀互结,阻断脉络"是其主要病机。中医素有痰瘀同源之论,因此活血化瘀一直作为中医临床治疗 HL 的重要治则。目前,大量活血化瘀类中药丹参、水蛭、土鳖虫、虻虫等及其复方如复方丹参片、血栓通胶囊、丹蛭降糖胶囊等,显示出良好疗效。

近年来,许多研究表明活性肽具有显著的降血脂效应,如 IIAEK、VPDPR、DPR、LPYP 和 LPLPR 等,且药效持续长、副作用小。现对几种中药活性肽依次介绍。

(一) 植物类

1. 西蓝花　又名绿菜花、青花菜等,属十字花科芸薹属甘蓝的变种,二年生草本植物。营养丰富,含蛋白质、糖类、脂肪、维生素和胡萝卜素等;营养成分位居同类蔬菜之首,被誉为"蔬菜皇冠"。具有清化血管、抗癌防病、提高机体免疫力等功效。

西蓝花肽能降低高胆固醇模型大鼠血清总胆固醇(TC)、甘油三酯(TG)水平,具有辅助降血脂作用。其中,从西蓝花肽中筛选分离出的组分 G15-Ⅱ,效果最好。

2. 燕麦　现代医学认为,燕麦有降血压、降胆固醇、防治大肠癌、防治心脏病的医疗价值和保健作用。燕麦蛋白是一种谷物蛋白质,氨基酸比例合理,接近于联合国粮食及农业组织(FAO)/ 世界卫生组织(WHO)推荐的营养模式。

燕麦多肽能调节脂质代谢紊乱,起到降血脂作用。研究表明,燕麦多肽能降低高血脂大鼠血清中 LDL-C 含量($P<0.05$),促进 HDL-C 水平升高($P<0.05$),改善大鼠动脉粥样硬化情况;

可使高血脂大鼠肝内脂滴减少,表明燕麦多肽能缓解肝损伤;可使 NO 水平升高、iNOS 水平升高、ET-1 水平降低、IL-6 水平升高、TNF-α 水平降低,表明燕麦多肽对血管细胞相关因子存在有益的调节作用。

3. 松子仁 现代研究表明,红松松子仁含有多糖、蛋白质、不饱和脂肪酸、多酚等多种生物活性物质,能在抗氧化、抗衰老、抗肿瘤和提高机体免疫力等方面发挥显著功效。

采用碱性蛋白酶酶解松子仁蛋白,可以得到具有较高胆固醇胶束溶解度抑制率和胆酸盐结合力的降脂肽,且此降脂肽对于调节高血脂小鼠的脂质代谢有积极影响作用。动物实验表明,松子仁降脂肽能明显缓解高血脂小鼠体重的上升,降低肝指数,调节高血脂小鼠血脂平衡,缓解高血脂模型给小鼠带来的肝功能受损,还能有效增加小鼠胆汁酸的排泄量。松子仁降脂肽能明显促进 CYP7A1 和 LCAT 酶活性,抑制 ACAT2 酶活性,从而发挥作用。

4. 大豆 大豆蛋白经蛋白酶水解、分离纯化后得到的一种由 3~6 个氨基酸组成的小分子量低聚肽混合物大豆肽(SBP),可以降低胆固醇、甘油三酯及低密度脂蛋白等,因而具有降血脂的功能。研究发现,用高变性豆粕酶解制备的大豆肽灌胃高血脂模型小鼠,发现小鼠血清总胆固醇水平显著降低,高密度脂蛋白胆固醇水平升高。许多 SBP 已被证实可以降低总胆固醇(TC)和甘油三酯(TG)含量,并抑制脂肪的合成和储存。研究发现,两种序列分别为 Leu-Pro-Tyr-Pro-Arg(LPYPR)和 Trp-Gly-Ala-Pro-Ser-Leu(WGAPSL)的 SBP,可通过提高小鼠粪便类固醇排泄量来降低血浆 TC 含量,通过上调小鼠胆固醇和胆汁酸代谢相关基因 mRNA 水平来降低 TG 和极低密度脂蛋白胆固醇(VLDL-C)含量,进而证明了 SBP 降胆固醇的作用。

5. 杏仁 临床证据表明,食用杏仁可降低血脂异常患者的血清总胆固醇和低密度脂蛋白水平。杏仁肽为采用生物酶解技术从杏仁粕中分离得到的小分子活性肽的混合物,主要以小分子低聚肽为主,分子量 <1 000Da,质量分数为 83.84%。杏仁肽能通过降低血清 TC 而达到降血脂的作用。脯氨酸残基是多种具有降胆固醇作用的蛋白源活性肽的关键部分,而杏仁肽中脯氨酸的含量较高,这可能是其发挥降血脂作用的原因之一。有研究表明,用杏仁肽治疗高脂血症模型大鼠,血清 TC 水平明显下降。

6. 芹菜籽　芹菜的干燥成熟果实,味甘、微苦,性凉。在功效方面,芹菜籽具有一定的降血压、降胆固醇、抗氧化效果,并且所含降血压、降血脂成分是芹菜的 50 倍。此外,芹菜籽可以缓解风湿性关节炎、痛风和失眠等疾病的病情,具有散气、消肿、利尿、延缓衰老等功效,已经作为一种利尿药在临床上使用。

芹菜籽多肽能与胆酸盐结合,发挥降血脂作用。有研究人员以枯草芽孢杆菌 HYT-151-1 为发酵菌种处理芹菜籽生产多肽,经氨基酸分析显示,芹菜籽多肽中氨基酸的种类和质量均比蛋白质中多;氨基酸的增多表明发酵多肽可能比蛋白质拥有更多活性位点,从而导致其拥有更强的胆酸盐结合能力。另一方面,氨基酸的增多提高了芹菜籽蛋白的营养价值,同时可能改善了其风味。过胆酸盐结合实验发现,发酵得到的芹菜籽多肽对3 种胆酸盐的结合能力均强于蛋白质。

7. 花生粕　花生榨油后的粕可以用于制备花生多肽。花生多肽中氨基酸的种类齐全。花生多肽不仅有抗氧化、增强免疫力等作用,还有降血脂作用。有研究者以木瓜蛋白酶酶解冷榨花生粕制备出具有降胆固醇活性的花生多肽,对胆酸盐、脱氧胆酸盐以及牛磺胆酸盐的抑制率分别可达 40.21%、71.96% 和55.46%。

(二)动物类

1. 地龙　又名蚯蚓,为常用动物类中药,主要成分为蛋白质,但其蛋白质无法直接消化进入人体,需要在体内酶解成小分子多肽才能被吸收并发挥作用。地龙多肽是地龙体内小分子量多肽的总称,种类繁多,生物学功能复杂多样。地龙多肽可通过减少外源性脂质吸收、内源性脂质合成,调节血脂水平,促进脂质的转运和排泄来改善肝内脂肪酸代谢异常,从而达到降血脂的目的。有研究显示,地龙多肽可降低大鼠 TC、TG,改善脂肪酸代谢异常、减少肝脂质堆积,从而改善肝的脂质代谢。

2. 土鳖虫　也叫土元,是传统活血化瘀类中药。现代研究发现,土鳖虫的主要成分蛋白质,具有抑制血小板聚集、抑制凝血酶活性、促进纤维蛋白溶解、降血脂等药理活性。

运用仿生酶解工艺并分离纯化可获得土鳖虫活性肽组分,其单体氨基酸序列为 DAVPGAGPAGCHPGAGP(DP17)。DP17 给药后,肝组织匀浆液中腺苷一磷酸(AMP)、腺苷三磷酸(ATP)含量和粪便中 TG 含量显著升高;大鼠肝脂肪变性明显减轻;肝乙酰辅酶 A 羧化酶(ACC)和羧甲戊二酸辅酶 A 还原酶(HMGCR)mRNA 表达以及哺乳动物雷帕霉素靶蛋白复合物 1(mTORC1)蛋白表达显著降低,AMP 活化蛋白激酶(AMPK)磷酸化蛋白表达显著上升。DP17 可显著降低急性血瘀模型大鼠血清中甘油三酯、总胆固醇和低密度脂蛋白的含量,表明土鳖虫活性肽 DP17 可明显抑制大鼠肝脂肪堆积现象,且主要通过调控机体内能量代谢平衡并激活 AMPK/mTOR 信号通路来发挥降血脂的作用。

3. 猪骨　猪骨性温,味甘、咸,入脾、胃经;有补脾气、润肠胃、生津液、丰肌体、泽皮肤、补中益气、养血健骨的功效。猪骨胶原蛋白肽可以降低高脂饮食小鼠总胆固醇、低密度脂蛋白胆固醇、甘油三酯水平,并降低由高脂食料诱导的肝过氧化应激反应。有学者研究发现,经 1% 猪骨胶原蛋白肽处理过的大鼠,血脂升高被抑制。

4. 醋蛋液　由鸡蛋和醋在一定条件下制成的产物即为醋蛋液。它有很多活性作用,如调节免疫系统,提高消化功能,降低人体内胆固醇水平,降血压和抗氧化等。醋蛋液多肽有显著降低胆固醇水平的作用。有实验表明,醋蛋液通过合成可得到纯度均大于 95% 的 3 个肽,肽序列分别为 ADHPFLFFIR、

TPPFGGFR 和 MYCCLPASWK,分子量分别为 1 262.60Da、878.10Da 和 1 201.50Da,并且具有较高的胰脂酶活性抑制能力、胆固醇胶束形成抑制能力、DPPH 自由基清除能力,显著的胆汁酸结合能力,以及一定的脂质过氧化抑制能力。

5. 驼血　双峰驼血液中的白蛋白含量明显高于其他哺乳动物,是制备多肽的理想原料。

驼血的降血脂肽通过抑制 β- 羟 -β- 甲戊二酸单酰辅酶 A (HMG-CoA)还原酶活性,来降低胆固醇的生成量,达到降血脂的目的。有学者研究发现,驼血多肽分子量在 3~10kDa 者具有较好的 HMG-CoA 还原酶抑制率,且抑制率可达11%;降血脂多肽的分子量为 4 114.66~4 387.316 4Da,且其氨基酸序列为 RVADEVGGEAIGR、EAVAAHHPGDFTPDAH、PDDDHGPGLNHLNNNK。

6. 海蜇　海蜇有清热解毒、化痰软坚、降压消肿之功效。另外,海蜇还富含蛋白质、矿物质和维生素等。

海蜇胶原蛋白经过酶解产生的胶原蛋白肽,可用于降低血脂指数、肝系数等。有实验表明,食用海蜇胶原蛋白肽 6 个月后,实验组小白鼠的血脂指数、肝系数等指标恢复正常,明显低于对照组。

7. 蛤蜊　味咸性寒,具有滋阴润燥、利尿消肿、软坚散结作用。《神农本草经疏》记载:“蛤蜊……其性滋润而助津液,故能润五脏、止消渴,开胃也。咸能入血软坚,故主妇人血块及老癖为寒热也。”现代医学认为,蛤蜊还可用于治疗糖尿病,阴虚所致口渴、干咳、心烦、手足心热等。常食蛤蜊对甲状腺肿大、黄疸、小便不畅、腹胀等也有疗效。

蛤蜊多肽能有效降低血脂含量。研究人员通过建立高血脂大鼠模型探究了淡水蛤蜊水解产物的降胆固醇活性,结果表明,摄入淡水蛤蜊水解物的高血脂大鼠血浆脂质水平得到显著改善,粪便胆固醇和胆汁酸的排泄量提高至 20%~40%。

8. 海马　性温,味甘、咸,归肝、肾经,具有温肾壮阳、散结消肿的功效。海马含有氨基酸、活性肽、甾体类、脂肪酸和微量元素等多种化学成分。其主要的药理活性包括性激素样作用、抗炎、抗氧化、抗肿瘤和提高机体免疫力等。

海马肽有降血脂功效。有学者让 2 型糖尿病患者连续 3 个月每天摄入海马胶原蛋白肽,结果显示,海马胶原蛋白肽能显著降低患者血清 TG、TC、LDL、游离脂肪酸水平,升高 HDL-C 水平,并能改善糖尿病患者的高血糖和高血脂情况。

9. 沙丁鱼　沙丁鱼富含磷脂(即 ω-3 脂肪酸)、蛋白质和钙。这种特殊脂肪酸可以减少甘油三酯的产生,并有逐渐降低血压和减缓动脉粥样硬化速度的作用,可用于心血管病的治疗。

沙丁鱼酶解肽可通过其强抗氧化活性防止脂质过氧化,从而降低血脂水平。有动物实验证明,沙丁鱼水解物能使高血脂大鼠血清 TC、TG 水平分别下降 31% 和 46%,并将大鼠肝内超氧化物歧化酶(SOD)、谷胱甘肽过氧化物酶(GSH-Px)和过氧化氢酶(CAT)的活性升高 20%~50%。

10. 牡蛎　牡蛎有镇静安神、滋阴补阳、软坚散结、收敛固涩之功,含有丰富的蛋白质、维生素、天然牛磺酸等,具有降血脂、抑制血小板聚集、改善高血糖症状、提高人体免疫力、促进新陈代谢等功能。

牡蛎肽能抑制膳食中胆固醇的吸收,降低血清中胆固醇的浓度,起到降血脂的作用。动物实验表明,牡蛎肽对喂饲高脂饲料小鼠的血清胆固醇含量有明显降低效果,降幅可达 47.85%,而且随着时间延长,降脂效果更为明显。

四、阿尔茨海默病

阿尔茨海默病(Alzheimer's disease,AD)是一种起病隐匿的、进行性发展的神经系统退行性疾病,又称老年性痴呆,临床上以记忆障碍、失语、失用、失认、视空间技能损害、执行功能障碍以及人格和行为改变等全面性痴呆表现为特征。AD 的特征是 β 淀粉样蛋白斑、淀粉样血管病和神经纤维缠结。一般来说,这种疾病 65 岁以前发病者称早老性痴呆,65 岁以后发病者称老年性痴呆,后者多发。

　　AD 的发病机制较为复杂。近些年来,关于 AD 发病机制的假说包括 β 淀粉样蛋白级联学说、免疫与炎症机制学说、兴奋性氨基酸毒性学说、中枢胆碱能损伤学说、钙稳态失调学说、脂代谢异常学说、神经细胞凋亡学说、自由基与氧化应激学说等。当今,学者们倾向认为 AD 可能是多种假说之间相互影响、相互作用产生的。目前,AD 的治疗主要有两种途径:第一是对症治疗,目的是控制伴发的精神病理症状,常用抗焦虑药[如短效苯二氮䓬类药,如阿普唑仑、奥沙西泮(去甲羟安定)、劳拉西泮(罗拉)和三唑仑(海乐神)]、抗抑郁药[如去甲替林、地昔帕明、多塞平(多虑平)和马普替林]、新型抗抑郁药[如 5- 羟色胺选择性重摄取抑制剂(SSRI)帕罗西汀(赛乐特)、氟西汀(优克、百优解)、舍曲林(左洛复)]。第二是益智药或改善认知功能的药,目的在于改善认知功能,延缓疾病进展。这类药物的研制和开发方兴未艾,新药层出不穷,对认知功能和行为都有一定改善作用,使认知功能评分也有所提高。益智药按药理作用可分为作用于神经递质的药物、脑血管扩张剂、促脑代谢药等,且各类之间的作用又互有交叉。比如作用于神经递质的药物和脑代谢赋活药物,主要是扩张脑血管,增加脑皮质细胞对氧、葡萄糖、氨基酸和磷脂的利用,促进脑细胞的恢复,改善脑细胞功能,从而达到提高记忆力的目的。

　　肽类物质具有维持脑细胞代谢的优点,不仅对维持大脑各种正常运动有重要贡献,而且原料来源广,还有制造工艺简单和稳定性高的优点。研究表明,以蛋白质为原料制备的改善记忆肽能够提高动物的学习记忆能力,且具有改善脑组织和神经细胞病理状态的作用。该方向的研究可为促进儿童智力发育、延缓成人记忆力下降产品的开发,以及开发 AD 患者临床营养保健食品提供理论依据。常用提取外源性生物活性肽的主要技术有:从微生物和动植物生物体内直接提取纯化、蛋白酶解以及定向合成(包括化学合成、DNA 重组技术、酶法合成等)等。其中,酶解法作为制备食品级活性肽的常用方法,其产品安全性高且生产条件温和,是人们常用的原因。临床上用以防治老年性痴呆的中药及活性肽研究如下。

1. 海马　为海龙科动物线纹海马、刺海马、大海马、三斑海马或小海马(海蛆)的干燥体。海马富含精氨酸、天冬氨酸、谷氨酸等 20 多种氨基酸以及牛磺酸等成分,具有补肾壮阳、保护神经、抗衰老等功效,是一种药用功效极好的保健药材。海马性温,味甘、咸,入肝、肾经;能温肾壮阳,散结消肿;适用于肾阳不足、老人虚弱、久喘不止、虚性哮喘、男子阳痿不育、女子不孕等,还适用于跌打损伤疼痛或内伤疼痛。煎煮时,海马由于质地坚硬,有效成分不宜煎出。研究人员对海马中提取的序列为 Gly-Thr-Glu-Asp-Glu-Leu-Asp-Lys 的肽 HTP-1 进行体外研究,发现其可作为神经保护剂治疗阿尔茨海默病(AD)。

2. 牛乳　牛乳中主要的营养成分是蛋白质,其中 80% 是酪蛋白,20% 是乳清蛋白。沉淀分离酪蛋白时,上清液中的多种蛋白质组分统称乳清蛋白,包括 α- 乳白蛋白、β- 乳球蛋白、免疫球蛋白、乳铁蛋白、乳过氧化物酶、糖巨肽、生长因子和酶等。经过特殊工艺浓缩精制可得到不同蛋白质浓度的乳清浓缩蛋白(whey protein concentrate,WPC)或乳清分离蛋白(whey protein isolate,WPI)。乳清蛋白营养价值高,容易被人体消化吸收,代谢效率和生物学价值高,被公认为人体优质蛋白质补充剂。近年来,乳源活性肽的研究与相关产品的开发逐渐兴起,乳清蛋白中具有生物活性的潜在肽段越来越多被研究者发现,这可以促进乳清蛋白产品的营养功能提升,提高乳清蛋白产品的附加值,具有重大现实意义。研究人员将乳清蛋白小分子肽混合物喂食 C57BL/6J 小鼠,发现乳清蛋白肽 1.35% 剂量组能显著提高实验动物的空间学习记忆能力,但其具体发挥生理功效的肽分子序列及作用机制需要进一步研究。

3. 鲑鱼　以鲑鱼鱼皮为原料制备的胶原蛋白肽,能够预防高龄小鼠学习记忆能力下降;原理是通过影响小鼠海马区脑源性神经营养因子(brain derived neurotrophic factor,BDNF)及其抗氧化的表达来起作用。

4. 动物脑　猪脑经水解提取精制可以得到脑活素,其中含有 15% 的低分子多肽和 85% 的器官特异性游离氨基酸。研究表明,脑活素具有保护神经细胞和改善记忆力的作用。脑活素还能提高大脑中神经递质及与之相关的酶的活性,通过血脑屏障直接影响蛋白质合成和神经细胞核酸代谢。同样,将牛脑中提取的酸性肽应用于试验组大鼠,与 AD 模型组大鼠进行对比,发现酸性肽在不同剂量下均可减缓 β 淀粉样蛋白斑的沉积,同时 AD 模型组大鼠的学习及记忆能力也有所提升。

5. 大豆　研究表明,大豆肽(SBP,<1 000U)提高了 β 淀粉样蛋白(Aβ)25-35 所致神经损伤模型中海马神经元的细胞活力,降低了 Aβ25-35 所致神经损伤模型中海马神经元的凋亡,减轻了细胞骨架的损伤,从而促进了 SBP 对 Aβ 诱导的海马神经元损伤的保护作用。

6. 脑肽　中医认为脑为髓海。脑肽是从动物脑中提取的多肽混合物,含有神经生长因子成分。近年来,从动物脑中提取脑肽用于阿尔茨海默病的治疗是研究热点之一。国内学者研究了脑肽对正常小鼠以及记忆障碍小鼠学习记忆能力的作用效果和作用机制,如采用跳台、Y 迷宫和水迷宫等方法考察了脑肽对正常小鼠学习记忆能力的影响,结果发现,脑肽对正常小鼠的学习记忆功能有显著改善作用,并对阿尔茨海默病有明显防治作用,其机制可能与改善胆碱能系统、保护和促进神经细胞生长、抗 Aβ25-35 的神经细胞毒性等有关。同时,研究表明,复方脑肽节苷脂联合盐酸多奈哌齐治疗阿尔茨海默病的疗效显著,安全性高。脑肽精(BPC)能显著降低 AD 模型大鼠脑中一氧化氮(NO)、一氧化氮合酶(NOS)含量,表明脑肽治疗阿尔茨海默病的作用可能与其提高机体抗氧化能力有关。

此外,针对急性颅脑损伤患者的临床试验表明,在常规治疗基础上联合应用复方脑肽节苷脂注射液,可有效提高脑损伤和神经损伤的疗效,促进预后;其作用机制可能与下调血清神经肽Y(NPY)、神经特异蛋白(S100β)水平,以及上调脑组织神经胶质细胞原纤维酸性蛋白(GFAP)水平而促神经元再生有关。研究表明,复方脑肽节苷脂治疗缺血性脑卒中,能更好地恢复患者认知功能、神经缺损情况和日常生活能力,改善炎症因子水平。以上研究表明,脑肽可能通过促进神经元再生、抗氧化和抗炎而发挥作用,对于未来阿尔茨海默病的多靶点治疗具有一定的临床推广应用价值。

五、肿瘤

肿瘤是机体细胞异常增殖形成的新生物。肿瘤的形成是一个十分复杂的过程,是在各种致瘤因素作用下,细胞生长调控发生紊乱的结果。恶性肿瘤(病理极其复杂)是一种在全球范围内产生严重不良影响的疾病,每年造成数百万人死亡。我国恶性肿瘤的发生率及死亡率较高。肺癌、女性乳腺癌、胃癌、肝癌、食管癌、结直肠癌和宫颈癌是我国主要的常见恶性肿瘤。

目前,癌症的治疗主要集中在化疗、放疗和其他相关药物治疗等方面,然而这些治疗方法在患者治疗过程中可导致严重后遗症,同时伴随着高昂的治疗费用和严格的技术要求以及肿瘤耐药性的产生。因此,研发更加低毒、高效的抗癌药物,找到新的作用靶点,具有重要的科学及临床价值。

中医治疗恶性肿瘤更多强调"整体观念"和"带瘤生存",其治疗目标不仅局限于杀灭癌细胞和缩小肿瘤,还在于提高患者生存质量和延长生存期。中药具有多成分、多靶点、多通路的协同调控作用,其中的活性单体成分众多,作用机制复杂多样,可在肿瘤的发生、发展、转移及免疫调节等多个阶段发挥多种疗效。近些年来,具有抗肿瘤活性的天然多肽受到广泛关注。中药活性肽主要通过细胞毒作用、诱导肿瘤细胞凋亡、诱导肿瘤细胞分化、逆转录肿瘤细胞多药耐药性、调节机体免疫功能、抑制肿瘤血管生成、抑制肿瘤细胞转移浸润而发挥抗肿瘤作用。

如从长牡蛎(Crassostrea gigas)体内分离得到的活性肽 BPO-1,可以明显抑制胃腺癌和肺腺癌细胞的增殖,使癌细胞形态发生改变,失去原有的恶性表型;从二色桌片参中分离纯化得到的二色桌片参糖蛋白 GPMI-Ⅰ 及其部分酶解产物 GPMI-Ⅱ,可显著降低荷瘤小鼠的肝指数,同时随着剂量增加,抑瘤作用也随之增强。经蛋白酶水解,从新几内亚海域的海绵(Neopetrosia sp.)中获得的三环肽类 neopetrosiamides,通过人结肠癌细胞 LS174T(该细胞仅有变形转移)的侵袭实验证实,其浓度为 6μg/ml 时即可有效抑制肿瘤细胞变形转移。

与小分子化学药物相比,抗肿瘤中药活性肽有高亲和力、高特异性、低毒副作用的优势,并且还可显著提高其他治疗方法对肿瘤的治疗效果;与抗体类抗肿瘤药物相比,抗肿瘤中药活性肽具有更好的渗透性,更容易进入病变组织。此外,在机体抗肿瘤免疫中,细胞免疫是关键,而活性肽可以改善肿瘤机体细胞免疫功能的抑制状态,增强其识别、杀伤突变细胞的能力,发挥抗肿瘤作用(有望成为传统治疗方法以外治疗肿瘤的有效手段)。

目前,抗肿瘤中药活性肽已经引起广大学者的注意,并取得了一定的研究成果。

(一) 植物类

1. 大豆　近年来的研究已经发现,大豆具有广泛的生理活性,特别是在抗癌和治疗心血管病方面尤其突出。从大豆中提取的活性肽 Lunasin,可通过抑制信号通路传导和肿瘤细胞增殖,从而发挥对黑色素瘤细胞和人非小细胞肺癌细胞的抑制作用。Lunasin 也可以通过改变 G_1 期蛋白依赖性激酶复合物成分的表达、增加 p27Kip1 水平、降低磷酸化 Akt 水平,最终抑制成视网膜细胞瘤蛋白(Rb 蛋白)连续磷酸化,从而抑制非小细胞肺癌(NSCLC)H661 细胞 G_1/S 期的细胞周期进程,起到一定的抗肿瘤作用。

2. 苦瓜　苦瓜中的主要化学成分包括多糖、蛋白质和多肽类、萜类化合物和皂苷、黄酮类和酚醛树脂化合物等。苦瓜具有代谢调节、抗肿瘤、减轻肥胖、抗病原微生物、抗氧化、抗炎、免疫调节等作用。

苦瓜肽具有防治多种恶性肿瘤的生理活性。从苦瓜分离纯化得到的多肽 MCLO-12，可显著增加非小细胞肺癌 A549 细胞凋亡率，且以晚期凋亡为主，浓度越大，晚期凋亡比例越高；MCLO-12 还能将 A549 细胞阻滞在 G_0/G_1 期，使细胞不能进入 S 期合成 DNA，进而遏制肿瘤细胞增殖。

3. 铁皮石斛 又名黑节草，多年生草本植物，具有益胃生津、滋阴清热的功效，可用于治疗骨蒸劳热、胃阴不足、阴虚火旺、口干烦渴等。现代研究发现，铁皮石斛所含成分拥有多种生物活性，还具有抗肿瘤、降血糖等作用。

铁皮石斛肽对多种癌细胞均有明显抑制作用。将铁皮石斛粗蛋白在给定的酶解条件下进行酶解，酶解产物经 Sephedax G-25 柱层析后所得 A1、A2、A3 和 S2 对胃癌细胞 SGC-7901 的抑制作用都很明显。其中，A3 对肝癌细胞 HepG-2、胃癌细胞 SGC-7901 和乳腺癌细胞 MCF-7 都有一定抑制作用，半抑制浓度分别为 169.62μg/ml、155.20μg/ml、107.53μg/ml。A3 对 MCF-7 的抑制效果明显好于对 HepG-2、SGC-7901 的抑制效果，且在浓度为 1 000μg/ml 时对正常肝细胞 L-O2 没有抑制作用。

4. 玉米 玉米具有抗癌防癌功效。机制如下：玉米所含抗癌因子谷胱甘肽，可与人体内多种致癌物质结合，使这些物质失去致癌性；玉米所含纤维素是一种不能被人体吸收的碳水化合物，可降低人的肠道内致癌物质的浓度，并减少分泌毒素的腐质在肠道内的积聚，从而减少结肠癌和直肠癌的发病率；玉米所含木质素，可使人体内"巨噬细胞"的活力提高 2~3 倍，从而抑制肿瘤的发生等。

玉米肽（CP）可改变与癌细胞增殖相关的重要蛋白的空间构象，可抑制与肿瘤生长相关酶的活性，可增强机体细胞对肿瘤细胞的免疫力。研究发现，玉米肽在控制大鼠乳腺肿瘤的发展中发挥了重要作用，能延长荷瘤小鼠生存时间。相关研究同样发现,CP能使荷瘤小鼠的脾指数和胸腺指数升高,说明CP能提升小鼠的免疫调节功能。自由基与肿瘤的发展具有一定关系。丙二醛(MDA)是生物体内脂质发生过氧化反应的终产物,具有很强的细胞毒性,能够破坏细胞膜结构,导致细胞肿胀或死亡。CP可使荷瘤小鼠血清中SOD活性提高($P<0.01$),肝内MDA含量下降。由上可知,CP的抗肿瘤能力可能与其增强机体免疫调节能力和抗氧化能力,抑制脂质过氧化作用有一定关系。

5. 紫苏 为唇形科植物,其叶片入药称紫苏叶或苏叶,功能解表散寒、行气和胃,主要用于风寒感冒轻症、咳嗽、恶心及妊娠呕吐、鱼蟹中毒,入药入膳用之较多。紫苏蛋白中氨基酸种类齐全,属于一种优质的植物蛋白资源。

紫苏肽可促进癌细胞凋亡。有实验表明,酶解产物PSP3c为七肽,氨基酸序列为 Ala-Ser-Pro-Gly-Leu-Trp-Ser,分子量为716.77Da。运用荧光显微镜观察,可以看到经PSP3c处理后的HepG2细胞会出现细胞核凝聚、断裂、边缘化现象,这种现象随着处理浓度的增加而增加。PSP3c对肝癌细胞HepG2具有较强的抑制作用。

6. 海藻 《神农本草经》载:海藻"味苦,寒,无毒。治瘿瘤气,颈下核,破散结气,痈肿,癥瘕,坚气,腹中上下鸣,下十二水肿"。现代研究表明,海藻具有抑制病毒、强身益智、充食减肥等功效。

海藻源抗肿瘤肽能直接抑制肿瘤细胞增殖,干扰肿瘤细胞的表达;直接清除诱导肿瘤细胞变化的自由基;促进天然免疫应答;破坏肿瘤细胞骨架及膜通透性,破坏肿瘤细胞的细胞器;激活 Caspase-3 蛋白酶等。有学者研究发现,将螺旋藻进行酶解得到的9种抗肿瘤肽,对肝癌和乳腺癌细胞均具有显著的抑制增殖活性。

7. 茜草 茜草科植物茜草的干燥根及根茎。茜草二环六肽是从茜草中提取出来的水溶性化学成分之一。抗肿瘤动物实验结果显示,茜草二环六肽可以降低肿瘤的发生率,延长肿瘤小鼠的寿命,防止肿瘤细胞的转移。

8. 罂粟 从罂粟花粉中分离得到的十三肽和十七肽,含有多个具有酰胺侧链的氨基酸残基 Asn 或 Gln,它们对人肝癌和乳腺癌细胞株均具有明显抑制作用。

(二)动物类

1. 紫贻贝 属于软体动物门、双壳纲、贻贝目、贻贝科,盛产于我国渤海、黄海等海域,在我国北方称海红,江浙一带称淡菜。《本草汇言》载:"淡菜,补虚养肾之药也。"现代研究表明,紫贻贝提取物具有抗肿瘤、抗衰老、抗病毒和抗菌等功能,以及增强机体免疫力、降低血脂含量等功效。

紫贻贝酶解多肽,可以显著降低人前列腺癌 DU-145 和 PC-3 细胞 Bcl-2 的表达,诱导 DU-145 和 PC-3 细胞凋亡,从而起到抗肿瘤作用。Bcl-2 是目前公认的抗凋亡基因,在细胞周期中起到维持细胞增殖与凋亡相互平衡的作用。Bcl-2 的过量表达与前列腺癌的发生有关,并且它可与 Bax、$FasL$ 和 Fas 等基因协同作用,参与前列腺癌的发生和发展。另有研究表明,Bcl-2 的高表达与激素依赖性前列腺癌向激素非依赖性前列腺癌的转化,以及前列腺癌治疗过程中出现的抵制现象具有十分密切的关系。因此,抑制 Bcl-2 的表达,不但可以有效控制前列腺癌的发生、发展和转移,还可以提高前列腺癌的治疗效果。

2. 牡蛎 现代药理研究显示,本品有抗肿瘤、增强免疫力、抗氧化、降血糖、降血脂等作用。研究表明,牡蛎活性肽(bioactive peptide of oyster,BPO)具有抗人宫颈癌 HeLa 细胞的作用,其机制与诱导凋亡基因表达上调和细胞周期阻滞有关;BPO 能使宫颈癌 HeLa 细胞周期阻滞于 G_0/G_1 期,从而发挥抗肿瘤作用;BPO 能上调 HeLa 细胞中胱天蛋白酶(caspase)的表达水平,启动凋亡信号通路,诱导 HeLa 细胞凋亡。

3. 中华草龟 又名乌龟、草龟、泥龟等。龟肉性味甘酸、温,富含蛋白质、维生素、脂肪、胶质、钙质等各种营养成分,既是一种美味可口、营养价值高的珍贵佳肴,又是一种具有重要医疗价值的药物。

利用木瓜蛋白酶水解龟肉蛋白,酶解物经连续葡聚糖凝胶柱层析得到一个活性较大的组分 TP-1;该组分主成分单一,纯度较高,分子量约 8.3kDa。体外试验表明,TP-1 可能对癌细胞迁移能力具有抑制作用,使细胞周期阻滞于 G_2 期从而抑制其生长,还可使癌细胞裂解死亡。动物体内试验表明,TP-1 具有抗肿瘤作用,取一定剂量腹腔注射 10 天可抑制小鼠体内肿瘤质量增长 30% 以上。目前,从金钱龟(*Cuora trifasciata*)中也提取了抗肿瘤肽。

4. 尾海兔　尾海兔素 10(dolastatin 10,D10)是从海洋无壳软体动物尾海兔(*Dolabella auricularia*)中分离提取的由 4 个氨基酸组成的线性缩肽类天然毒性蛋白。D10 及其衍生物可以抑制细胞有丝分裂,具有很强的抗肿瘤活性。D10 对白血病 P388 和 L1210 细胞、非霍奇金淋巴瘤细胞、黑色素瘤 B16 细胞、小细胞肺癌细胞和人前列腺癌 DU-145 细胞都有较强的作用效果。

5. 蛴螬　又称乳齐、土蚕等,能明目退翳、破血逐瘀,常用于治疗白内障、破伤风、血吸虫病肝硬化和咽喉肿痛等,还可治疗癥瘕。基础药理作用研究显示,蛴螬体内含有多种活性成分,其中蛋白质含量最多,另外还有多糖、生物碱、微量元素、甾体化合物和脂肪酸等,具有抗菌、抗肿瘤、保肝、提高免疫力等作用。

实验研究表明,蛴螬多肽能通过提高小鼠巨噬细胞吞噬能力、血清溶血素含量、淋巴细胞增殖率以提高免疫力,从而有助于肿瘤的防治。

6. 青鱼　具有丰富的营养价值,同时还养气健胃,长期食用可有效缓解气虚乏力、脚气湿痹、头晕无力等症状。在四大家鱼中,青鱼肉中粗蛋白、总氨基酸和必需氨基酸的含量最高,粗脂肪的含量排第三,因此青鱼肉符合人们对高蛋白低脂肪饮食的需求,属于一种优质的蛋白质资源。

从青鱼肉中可提取具有抗肿瘤作用的肽类。以青鱼肉为原料,经两步酶解、凝胶色谱分离纯化制备的抗肿瘤活性肽,有较强的 DPPH 自由基清除能力,对人肝癌细胞 HepG2 的抑制率为92.54%,表明青鱼肉活性肽同时具有抗氧化和抗肿瘤活性。

7. 鲜蚕蛹 甘、辛、咸,微温。归脾、胃、肝、肾经。生津止渴,消食理气。用于消渴、消瘦、小儿疳积。

蚕蛹活性肽能激活线粒体凋亡途径而对肿瘤的治疗有一定作用。以蚕蛹蛋白为原料,利用可控酶解技术制备的蚕蛹蛋白酶解产物,对人胃癌 MGC-803 细胞具有体外增殖抑制活性;作用机制可能是,活性肽段对细胞形态、细胞周期及线粒体凋亡代谢通路产生影响。

8. 蟑螂 蟑螂具有活血、疗毒疮、利水功效。蟑螂提取物有广泛的生物活性,具有抗肿瘤、抗氧化、抗菌、保护肝免受损伤、增强机体免疫力等作用。

研究表明,蟑螂多肽提取物能抑制肿瘤细胞的增殖和瘤血管生成,增强机体免疫力,从而起到抗肿瘤作用。

9. 蝎子 蝎毒是蝎子产生的毒素,对癌症等多种疾病,以及各种病毒均有预防和抑制作用。从蝎毒中提取的活性肽,通过抑制 Notch1 信号通路而抑制非小细胞肺癌细胞生长。

10. 骨髓 研究表明,骨髓肽具有活化机体吞噬细胞,促进其吞噬能力,增强机体对免疫细胞如 T 细胞、NK 细胞和 β 细胞的调节,提高细胞免疫和体液免疫的作用,并可刺激产生免疫球蛋白,激活细胞内溶酶体系的活力,有效遏阻自由基对机体的损伤,抑制肿瘤细胞生长,防治辐射和放化疗及其他污染中毒后细胞数量的减少。

(三)其他

冬虫夏草:为麦角菌科冬虫夏草菌寄生在蝙蝠蛾科昆虫幼虫上的子座及幼虫尸体的干燥复合体,具有调节免疫系统、抗肿瘤、抗疲劳等作用。从冬虫夏草培养液中提取得到的 2 个环二肽,通过抑制细胞增殖、诱导细胞凋亡等达到抗肿瘤的目的。

综上,中药品种多样,成分复杂。以往人们主要从动植物次生代谢产物等小分子化合物方面对中药物质基础进行研究,而忽略了生物大分子的研究。近年来,中药中的生物大分子——蛋白多肽类,尤其是多肽类物质,引起了人们的特别关注。人们试图从中药中找寻蛋白多肽类活性成分,并尝试从生物大分子的角度揭示中药作用的物质基础和机制。但是由于多肽不如化学小分子稳定,容易受温度、湿度、酸碱度等影响,致使研究进展缓慢。不过,随着生命科学和生物工程技术的迅速发展,将在传统中药中发现更多具有活性的多肽类物质,进一步揭示和解释传统中药的奥秘,促进中药现代化,而这也将是现阶段药物研究的一个重要方向。

参考文献

[1] 邹吉利,徐南平.中药活性多肽研究进展[J].湖北中医药大学学报,2012,14(4):66-67.

[2] 郭文博,徐冰,刘一蔓,等.中药——天然生物活性寡肽之库[J].中草药,2019,50(18):4477-4484.

[3] 刘巧,毕启瑞,谭宁华.地龙蛋白多肽类成分的研究进展[J].中草药,2019,50(1):252-261.

[4] 李赫,张文敏,应知伟,等.亚麻籽蛋白及其活性肽的研究进展[J].食品工业科技,2019,40(6):330-335,341.

[5] 孙含,赵晓燕.小麦蛋白肽的研究及应用进展[J].粮油食品科技,2018,26(2):11-16.

[6] 陈琛,蔺蓓蓓,徐尤美,等.文蛤生物活性多肽/蛋白研究进展[J].海洋渔业,2019,41(3):374-384.

[7] 曹苇,冯娅婷,谭成玉.牡蛎蛋白及肽的研究进展[J].精细与专用化学品,2020,28(4):5-8.

［8］刘春晓,许丽文,李光玉.鹿茸活性成分提取工艺及药理作用研究进展［J］.特产研究,2020,42(3):86-89.

［9］倪明龙,黄海潮.海参肽的生物活性及其应用研究进展［J］.轻工科技,2020,36(8):16-17,20.

［10］王兵,王振亮,张剑平,等.复方羊胚胎素对衰老模型大鼠血清中氧自由基水平的影响［J］.中医学报,2020,35(3):618-622.

第五章

转基因中药及活性肽安全性分析

　　基因工程（genetic engineering）又称遗传工程。狭义的基因工程仅指用体外重组 DNA 技术去获得新的重组基因。广义的基因工程则指按人们意愿设计，通过改造基因或基因组而改变生物的遗传特性；如用重组 DNA 技术，将外源基因转入大肠杆菌中表达，使大肠杆菌能生产人类所需的产品。基因工程以分子遗传学为理论依据，以现代分子生物学和微生物学的方法为手段，按工程学的方法进行设计，将目的 DNA 与有自主复制能力的载体 DNA 按设计在体外构建拼接，并将其导入受体细胞，以改变受体生物原有的遗传特性，实现遗传物质的转移和重新组合。相比于传统的育种技术，基因工程完全打破了种属之间的生殖隔离屏障，能够定向改造生物的遗传信息，创造出全新的生物类型。技术要素包括供体 DNA、载体 DNA、工具酶和受体细胞等（图 5-1）。

　　目前，将外源重组 DNA 转入受体植物的方法包括基因枪法、农杆菌介导法、花粉管通道法和原生质体融合法。基因枪技术属于一种物理操作，驱动力来自于高压氦气；将直径为 1.0μm 左右的金粉颗粒表面包裹上重组基因，并均匀涂抹在载体膜片上，当高压气体冲击膜片时，载体膜高速运动，随后被金属阻挡网阻挡，而其上的金属微粒脱离膜后继续高速运动击中受体细胞，使目的基因随金属微粒进入细胞，并整合到植物细胞核中的染色体上，再通过筛选和培养扩增改造之后的组织细胞，获得转

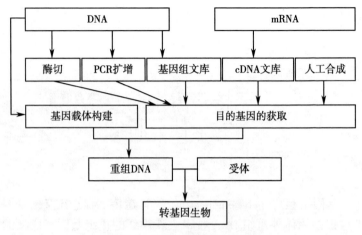

图 5-1 基因工程的操作步骤

基因植株。目的基因在细胞内复制,并转录和翻译,表达其性状。基因枪法已经应用于很多植物并取得成功,如将抗病、抗逆、品质好的性状改良基因转入如小麦、玉米、大麦、大豆等经济作物中。基因枪法具有转化受体品种范围广的优点,但操作复杂、成本高和转入基因容易沉默的缺点限制了其推广。

不同于基因枪技术的农杆菌介导转化是一种生物操作技术。农杆菌细胞含有数量不等的环状 Ti 质粒或 Ri 质粒,携带可以自然转入植物的 DNA 片段(T-DNA)。用农杆菌侵染植物组织,在一些植物蛋白质的保护和协助下,T-DNA 进入植物细胞核,整合到植物染色体上。目的基因在植物细胞的分裂过程中复制而稳定遗传。农杆菌广泛存在于土壤中,可自行转化双子叶植物。有研究表明,一些非转基因的栽培甘薯品种都存在农杆菌序列,说明甘薯是一种天然的转基因植物。

花粉管通道法是在授粉后向子房注射含有目的 DNA 的溶液,利用植物的花粉管通道,将重组 DNA 导入受精卵细胞,进而整合到受体细胞的染色体上,当受精卵发育后便成为转基因植株。目前,我国转基因抗虫棉就是用该法培育出来的。花粉管通道法的优点是技术简单,不需要装备精良的设备,可以用于任何开花植物,目的基因来源广泛且无生殖屏障,转化速度快,转化效率高。

原生质体融合法是将不同物种的原生质体进行融合,达到将两种基因组结合的目的,形成胞质杂种(cybrid)。本法打破了微生物的种的限制,可实现远缘菌株的基因重组,可以组合常规诱变和原生质体诱变所获得的优良性状。

针对动物的转基因技术包括基因显微注射法、精子载体转基因法、体细胞核移植转基因法、反转录病毒感染法和电脉冲法。基因显微注射法利用管尖为 0.1~0.5μm 的玻璃微量注射针,将重组 DNA 片段注射到原核期胚或培养的细胞中,并在宿主细胞的染色体出现畸变时嵌入。该技术需要精密的显微操作设备,但是其优点是目的 DNA 片段和受体细胞不受限制。此法已成功运用于小鼠、鱼、大鼠、兔子、牛、羊、猪等动物。

精子载体转基因法将精子作为外源基因片段的载体,借助受精过程将外源基因导入受精卵,从而使外源基因片段整合到子代个体的染色体上。这种方法由于操作简便、成本低廉、便于大量筛选,成为转基因技术和创造新物种的重要手段。相对于基因显微注射法,精子载体转基因法成本很低,不需要对动物进行特定处理,可以直接在正常生产中进行。

体细胞核移植转基因法将供体细胞核移入除去核的卵母细胞中,卵母细胞不需与精子结合就可以发育成新个体,从而使核供体的基因得到完全复制和表达。依据供体细胞的来源不同,本法可分为胚细胞核移植与体细胞核移植 2 种类型。体细胞核移植先把外源 DNA 与供体细胞共同培养,将外源 DNA 整合到供体细胞上,然后将供体细胞核移植到受体细胞中,再通过母体发育成新的个体。

反转录病毒感染法以反转录病毒作为载体,通过反转录病毒侵入宿主细胞,将外源 DNA 片段整合到受体细胞基因序列中,把感染的桑葚期胚胎细胞导入母体,进而发育成携带外源

DNA 序列的子代动物。这种方法整合率较高,且目的基因不易被破坏,但由于病毒外壳大小的限制,目的基因不宜超过 10kb,同时病毒 DNA 可能影响外源基因的表达。

电脉冲法将外源 DNA 与受体细胞充分混匀,利用高电压短脉冲改变细胞膜结构,形成可逆性电穿孔,使外源 DNA 通过细胞膜进入细胞,进而进入细胞核,整合到受体细胞基因序列中。

此外,除对目标植物进行 DNA 转基因外,还有 RNA 转基因技术,如 RNAi(RNA interference),即 RNA 干扰,用以改良植物的性状,如抗虫性和抗逆性。RNA 干扰利用双链 RNA(dsRNA)诱导降解同源 mRNA,导致转录后基因沉默(post-transcriptional gene silencing,PTGS),高效特异性地抑制基因表达,从而导致靶标生物的生理活动异常甚至死亡。相较于 DNA 转基因技术,RNAi 技术不会表达蛋白质,而是表达双链 RNA,可避免外源蛋白在生物体内的积累,对生物安全性更高,目前已经广泛应用于植物害虫的防治(表 5-1)。

表 5-1 RNAi 技术抗虫
(引自栾颖等《RNAi 转基因作物安全评价研究进展》,2019 年)

昆虫	靶标基因	分析 / 方法	结果
玉米根萤叶甲 *Diabrotica virgifera*	V-ATP 酶亚基 A 和 E	寄主诱导的基因沉默	死亡;概念验证
柑橘木虱 *Diaphorina citri*	精氨酸激酶	水	死亡
黑腹果蝇 *Drosophila melanogaster*	V-ATP 酶亚基 A	人工饲料	死亡
赤拟谷盗 *Tribolium castaneum*	多靶标基因	注射	概念验证

昆虫	靶标基因	分析/方法	结果
豌豆长管蚜 *Acyrthosiphon* *pisum*	V-ATP 酶亚基 E	人工饲料	死亡
烟草天蛾 *Manduca sexta*	基因 *CYP6B46*	病毒诱导的 基因沉默	死亡
马铃薯甲虫 *Leptinotarsa* *decemlineata*	多靶标基因	叶组织	死亡
埃及伊蚊 *Aedes aegypti*	ATP 依赖的外排泵	水	死亡
烟粉虱 *Bemisia tabaci*	V-ATP 酶亚基 A 和 核糖体蛋白 L9	人工饲料	死亡
桃蚜 *Myzus persicae*	裂隙基因	寄主诱导的 基因沉默	死亡
褐飞虱 *Nilaparvata lugens*	几丁质合成 酶基因 A	人工饲料	死亡
长红锥蝽 *Rhodnius* *prolixus*	基因 *NP2*	人工饲料	死亡
东亚飞蝗 *Locusta migratoria*	多靶标基因	人工饲料	没有致命 的靶基因
沙漠蝗 *Schistocerca gregaria*	微管蛋白和甘油 醛 -3- 磷酸脱氢酶	人工饲料	没有致命 的靶基因
红火蚁 *Solenopsis invicta*	信息素生物合成激 活肽	人工饲料	死亡

续表

昆虫	靶标基因	分析/方法	结果
棉铃虫 *Helicoverpa armigera*	基因 *EcR*	寄主诱导的基因沉默	死亡
甜菜夜蛾 *Spodoptera exigua*	几丁质合成酶基因 A 和基因 *EcR*	人工饲料	死亡
德国小蠊 *Blattella germanica*	α 微管蛋白	人工饲料	死亡

　　早在 20 世纪 70 年代,波兰遗传学家 Szybalski 就提出基因重组技术为合成生物学的概念。1978 年,因发现 DNA 限制酶,Daniel Nathans、Werner Arber 和 Hamilton Smith 被授予诺贝尔生理学或医学奖,开启了基因重组的新篇章。其后,合成生物学的研究日益深入。从 1996 年第 1 个转基因番茄商业化种植后,转基因技术在世界范围内开始了快速发展,转基因作物及其产业迅速扩大。数据显示,20 多年来,全球转基因作物累计种植面积已经超过 1.9 亿 km^2。

第一节　转基因中药

　　中医药学是中华文明孕育的瑰宝,在几千年的历史长河中,不断完善与发展,承载着先民睿智的医学智慧。中医的发展,有利于防治疾病、保障国民健康及中华民族的繁衍,然而离不开丰富中药资源强有力的支持。20 世纪 90 年代的全国中药资源普查资料显示,我国中药有 12 800 余种,其中使用最普遍、来源最广泛的是植物类药材,这也是中药被称为本草的原因。

　　我国幅员辽阔,广阔的陆地和海域孕育了丰富的中药资源,尤以植物种质资源丰富且多样,具有重要的保健和医疗作用。在长期的开采利用过程中,我们忽视了中药资源可持续发展这一重要问题,加上生态环境的日益恶化,导致稀有中药资源更加匮乏,而人们对中药资源需求的剧增更加导致供需矛盾的尖锐化,许多原本丰富的药物资源濒临枯竭,如甘草、黄芩等常用药物资源大量减少。中医药的长期健康发展要求我们必须合理调配中药资源,做到可持续开发和利用,保护野生种质资源和生态环境。为了缓解供求矛盾,人们对大量中药资源进行人工栽培,但是栽培的环境与野生环境的差异导致栽培品种出现诸多问题,如抗虫性、抗旱性和抗寒性降低,由于药物有效成分减少而出现药物疗效差等。为了保持药物疗效,基因工程育种也被广泛应用于中药的遗传改良和优化重组,以期大幅度提高药材产量和提升品质。

　　基于药用植物的基因工程育种具有周期短、定向性和精确性高的特点,近几十年来,普遍用于药用植物改良,以提高抗病性、抗虫性、抗逆性和有效成分的产量。一些道地药材因常年种植,病虫害较为严重,已经严重影响产量和质量,如产自东北的人参,因人参锈腐病加剧,导致老参地不能重复利用。此外,白术的根腐病、附子的白绢病、地黄的线虫病及浙贝母的软腐病等,严重影响这些药材的产量。生态环境的恶化,导致板蓝根、桔梗等药材死苗现象严重。通过转基因技术,提高药用植物的抗病性和抗虫性,可以增加产量。药材的品质对于药材疗效来说至关重要。利用转基因技术可以提高药材的品质,如金银花花蕾的疗效最佳,通过转基因技术对其花期进行干预,可以最大程度地获得疗效最佳的药材。丹参中治疗心血管病的有效成分是含量较低的脂溶性成分,而利用转基因技术可提高丹参中脂溶性成分的含量。目前,已对多种药用植物进行了基因工程研究,如在百合基因组中导入半夏凝集素基因,使其具有抗蚜虫的特性;在广藿香基因组中导入天蚕抗菌肽 B 基因,增强其抗青枯病的能力;在枸杞基因组中导入表达小鼠金属硫蛋白-I 基因,使其能富集锌元素。

近些年来,对中药的转基因研究突飞猛进,在此总结相关常用中药材的转基因研究。

贯叶连翘具有清心明目、调经活血、解毒消炎、解热利湿的功效。现代医学研究表明,贯叶连翘还具有抗艾滋病病毒、抗抑郁的疗效。研究者已经利用基因工程技术培养了转褪黑素合成酶基因贯叶连翘植株。

板蓝根具有清热解毒、凉血利咽的功效。现代医学研究显示,板蓝根还能防治病毒性感染,如对流行性乙型脑炎、流行性感冒、急慢性肝炎和流行性腮腺炎均有疗效。目前,已有研究通过农杆菌介导法将外源半夏凝集素基因(PTA)转入四倍体菘蓝,并获得抗鳞翅目昆虫的植株。

鱼腥草具有清热解毒、消痈排脓、利尿通淋的功能,用于治疗痰热喘咳、热痢、热淋、痈肿疮毒等,具有较高的经济和药用价值。较多的研究利用根瘤农杆菌将外源抗菌肽基因转入鱼腥草植株中,获得了具有抗病虫害能力和抗菌活性的新植株。

人参大补元气,养血生津,宁神益智,主治气血虚弱、津液不足、神倦、食少无力、气短喘促、多汗、惊悸善忘、口渴不止、阳痿及一切急慢性病引起的虚脱等,是名贵的中草药,所含人参皂苷是主要活性成分。目前,大量的研究工作将人参皂苷合成的关键酶基因通过基因工程方法转入发状根使其超表达,从而增加人参皂苷合成量。

西洋参具有补肺养阴、清胃热生津的功效。西洋参生长期长,病虫害、气候、环境及栽培技术等多种因素都会影响其产量,于是有研究者利用基因工程技术将根癌农杆菌 T 质粒上的 T-DNA 整合到西洋参植物细胞核基因组,获得了具有生长迅速、次生代谢物含量高和遗传性状稳定等特点的冠瘿组织,可以增加有效成分的含量。

太子参具有补气健脾、生津润肺的作用。在生产中,太子参的真菌病害较为严重,故研究者从几丁质酶和 β-1,3 葡聚糖酶基因入手,通过基因工程方法培养了抗病害的新品种。

大枣能补中益气、养血安神、调和药性,可用于治疗脾虚食少、乏力便溏、妇人脏躁、血虚面黄、心悸失眠,为药食同源的佳品。有研究者通过根癌农杆菌介导将双抗虫基因 *Bt* 基因和蛋白酶抑制剂基因 *API* 整合到冬枣植株,获得了转基因植株。

莱菔子是十字花科植物萝卜的成熟种子,具有下气定喘、消食化痰的作用,用于治疗咳嗽痰喘、食积气滞、胸闷腹胀、下痢后重等。目前已有通过电击转化农杆菌,侵染萝卜外植体及萌发的种子,以获得新植株的研究。

核桃仁能温补肺肾、定喘润肠,用于治疗肾虚腰痛、脚软、虚寒喘咳、大便燥结等。研究者通过农杆菌介导法将 *JrWRKY4* 基因转入核桃体胚,培育抗病害的新植株。

枸杞的果实为中药枸杞子,具有滋肾润肺、补肝明目功效,用于肝肾阴亏、腰膝酸软、目昏多泪、虚劳咳嗽和遗精等。枸杞的根皮即为中药材地骨皮,能降泻肺火,除肝肾虚热,是泻火、凉血、退蒸之要药。目前已有针对枸杞的相关转基因研究,以期获得高产植株。

丹参活血通络,凉血消肿,除烦清心,主治痛经、腹部肿块、瘀血作痛、痈肿疮毒、烦热不安。已经有较多针对丹参进行转基因的研究。有研究显示,转基因丹参中 aSm-miR858 过表达,会导致植株中次生代谢产物酚酸类活性成分含量显著下降。

菊花具有疏风除热、清肝明目功效,用于治疗头目风热、眩晕、头痛目赤等。有研究者采用马铃薯斑点萎蔫病毒核壳基因对菊花叶片等外植体进行转化,获得了抗性提高的新种质。

广藿香能芳香化浊,开胃止呕,发表解暑,用于治疗湿浊中阻、脘痞呕吐、腹痛吐泻、暑湿倦怠、胸闷不舒、鼻渊头痛等。有研究者通过 *PcFPS* 基因的引物扩增基因,提高广藿香中次生代谢产物的含量。

枳实是芸香科柑橘属植物酸橙及其栽培变种或甜橙的干燥幼果,能破气除积、化痰消痞,用于治疗食积痰滞不消、痞满胀痛和痢疾后重等。有研究者通过构建柑橘衰退病毒基因 p23

RNAi 载体,转导植株获得抗性。

黄芪具有补气固表、托毒排脓、利尿、生肌的功效,用于治疗气虚乏力、久泻脱肛、自汗、水肿、子宫脱垂、疮口久不愈合等。有研究者将透明颤菌血红蛋白基因转导至黄芪植株中,以期获得较高有效次生代谢产物含量的植株。

夏枯草具有清肝明目、清热散结的功效,常用于治疗瘰疬、瘿瘤、乳痈、乳癌、目痛、羞明流泪、头目眩晕、口眼㖞斜等。有研究者将人 RANTES 基因导入夏枯草细胞,以期培育出具有特异药理活性的转基因植株。

青蒿有清热、解暑、除蒸的作用,可用于治疗温病、暑热、骨蒸劳热、疟疾、痢疾、黄疸、疥疮和瘙痒等。目前已经培育出转导人 RANTES 基因的转基因青蒿植株。

地黄根据炮制不同,分为生地黄和熟地黄。生地黄为血分药,能清营凉血以泄邪热,其中又有鲜者与干者的区别,鲜者寒性较强而多液,清热凉血之力胜于干地黄,而干地黄更长于滋养肝肾之阴;熟地黄滋阴养血,温补肝肾。目前已有较多针对地黄的转基因研究工作,如将发根农杆菌 Ri 质粒中的 T-DNA 片段导入植株中,培育出毛状根大量增生的新植株。

何首乌补肝、益肾、养血、祛风,用治肝肾阴虚、发须早白、血虚头晕、腰膝软弱、筋骨酸痛。利用发根农杆菌转导何首乌无菌叶片和叶柄,可培育出长势良好的毛状根植株。

秦艽是一种常用的传统中药,具有祛风除湿、和血舒筋、清热利尿的功效,用于治疗风湿痹痛、筋骨拘挛、黄疸、骨蒸潮热、小儿疳热、小便不利等。目前已有研究通过转基因方法培养抗盐的新种质植株。

怀牛膝为四大怀药之一,具有补肝肾、强筋骨、活血止痛功效,是重要的道地药材,但干旱和病虫害等严重影响其产量,因而有研究者运用基因工程技术培育了具有抗逆性的新种质。

甘草是最为重要的传统大宗常用中药之一,能补脾益气、清热解毒、润肺止咳,并在复方配伍中有缓和调补的作用。甘草的产量和质量关系中医药的健康发展,所以有研究者利用发根农杆菌介导法诱导植株产生大量毛状根,以增加产量和有效次生代谢产物含量。

半夏具有和胃止呕、燥湿祛痰、散结消肿的功效,为治疗呕吐、痰饮的常用中药。为获得优良的植株种质,有研究者通过农杆菌介导转化体系,将不同来源的抗热蛋白基因、有助于提高生物碱表达量的基因、有助于提高植物抗逆能力的凋亡抑制因子基因、抗除草剂基因等转化到半夏植株中。

诸如此类的研究还有很多,涵盖了大部分中药常用品种。

第二节　转基因植物活性肽成分

针对植物的转基因技术的主要目的可概括为两方面,一是通过转基因技术增强植株抗性或增加有效成分的含量;二是利用植物成本廉价的特点生产多肽类药物。1983 年第 1 例转基因植物成功培育,此后转基因技术就广泛应用于植物育种工作。此外,以植物作为宿主充当反应器的基因工程药物生产,成为蛋白类药物的重要来源。

(一)基因工程育种

我国中药研究进入基因组学时代的标志是中国中医科学院陈士林团队对丹参的遗传密码的破译。以此作为重要的遗传背景,对丹参主要药理活性成分丹参酮、丹参酚酸的生物合成及其调控的分子机制进行了研究。此后,陆续完成了人参、大麻、赤灵芝、牛耳草、铁皮石斛等中药的基因组测序。从结构和基因组学以及生物信息学等方面对中药进行研究,促进了基因工程技术在中药育种中的应用,进而可对药物有效成分和植株抗性基因进行研究和改造,培育优质、高产优良中药品种,解决中药材面临的资源枯竭困境。

近些年来,为实现对药用植物的遗传改良和优质品种培育,进行了大量的研究工作;涉及的药用植物种类和基因也越来越多,主要是利用转基因技术将优良性状基因导入目标药用植物体内,表达新的有利特性,提高药用植物的抗病性、抗虫性和抗逆性。如在农杆菌介导下,将外源基因 GUS(β 葡糖醛酸糖苷酶)导入玄参和唐松草体内,可改良植物性状;将发根农杆菌 Ri质粒中与诱根有关的 rol 基因导入蒲公英体内,rol 基因表达诱导蒲公英生成大量毛状根和丰富的侧生根,从而提高蒲公英中主要有效药物成分婆婆丁甾醇、婆婆丁苦素、咖啡酸、婆婆丁赛醇等次生代谢产物含量。此外,向西洋参中导入表达蛋白几丁质酶的外源基因,可以增强其抗真菌的能力;将表达草丁膦乙酰转移酶的外源基因导入人参,可培育出抗除草剂的植株。另外,通过基因工程育种可以保护和繁殖珍稀濒危药用植物品种,以保证中药资源的可持续发展和利用。

基因工程育种的另一个主要目的是提高药用植物中的有效成分含量。中药中的一些主要活性成分,如生物碱、皂苷、黄酮、萜类等,通常在药用植物体内的含量较低,而简单地通过栽培改良很难较大幅度提高其含量。绝大多数有效成分为植物次生代谢产物。通过对功能基因和相应蛋白质的研究,对合成有效成分的基因进行调控,对基因启动子进行置换或构建新的启动子,或通过激活剂激活其中与次生代谢产物有关的重要酶基因,促进基因的表达,可以提高药用植物中有效成分的含量,培育出高产高效的优良种质资源,提高中药治病疗效。目前,已经对药用植物有效成分生物合成的基因调控开展了大量研究工作,对代谢途径限速步骤给予了进一步阐明;抗肿瘤药物紫杉醇、长春新碱、长春花碱,抗菌药紫草宁、抗疟疾药青蒿素和镇痛药吗啡等次生代谢产物的生物合成相关酶基因已经完成克隆。

(二)基因工程药物

生物体内含有多种活性肽成分。当人体内缺乏相关肽类成分时,将会引起相关疾病,如缺乏胰岛素会导致糖尿病。因而肽类药物的研发在制药工业中越来越受到重视。目前,国际上已经有大量多肽类药物被批准上市,如胰岛素、促甲状腺素释放激素、促甲状腺素、黄体生成素释放激素、催产素、促肾上腺皮质激素、后叶加压素、去氨加压素、人生长激素、促肾上腺皮质激素释放因子、胰高血糖素和降钙素等。另外,还有 100 多种多肽类药物进入临床试验阶段。(表 5-2)

表 5-2　多肽类药物品种及其作用
(引自李勇《肽临床营养学》,2012 年)

产品名称	主要作用
重组表皮生长因子	烧伤
重组胰岛素	糖尿病
生长抑素	诊断胰岛素瘤,治疗糖尿病、应激性出血、溃疡性出血、生长激素分泌过多
水蛭素	促进血浆纤维蛋白溶解
胰岛素样生长因子	伤口愈合
降钙素	骨病
缩宫素	引产
心房肽	急性阻塞性心脏病
白蛋白多肽	失血、烧伤性休克
谷胱甘肽	抗氧化、抗衰老
促黄体生成素	增加精子量,增强精子活性,减少畸形精子

最早,多肽类药物是从天然的动物、植物等生物体内提取的,但是活性肽在生物体内含量很低,往往导致产能不足。于是人们开始利用试验的方法尝试获取多肽类药物,如酸解法和碱解法,但是这种方法存在诸多弊端,如碱解法水解蛋白质时会破坏氨基酸,而酸解法虽然不会导致氨基酸被破坏,但是其对环境的污染较严重,并且产生的多肽分子不稳定。此外,酶解法也被用于分解蛋白质,从而生成多肽类物质;目前,该方法已经较为成熟。除此之外,还有化学合成法和酶合成法。天然提取的

和人工合成的多肽类药物,往往生产成本较高,导致药物价格昂贵。

基因工程药物是通过从生物基因组中分离出 DNA 片段,将之转入反应器中进行表达,获得的多肽类药物。这一方法以较低的成本,大量产出多肽,并且产品纯度高、疗效好。利用基因工程生产多肽类药物的主要反应器有细菌、酵母、昆虫、动植物和海洋生物,但利用微生物生产的多肽类,无法进行糖基化修饰和正确的空间构象的组装,而利用动物作为反应器,除成本较高外,还有潜在的污染病原的风险。利用转基因植物表达药用蛋白,方法简单、成本低、易于量产、能进行正确折叠和糖基化修饰,又没有污染人类病原或毒素的风险,越来越多地应用于生产蛋白类药物和口服疫苗(edible vaccine)。如人生长激素、人免疫球蛋白 G(IgG)、葡糖脑苷脂酶、中和人类免疫缺陷病毒的人单克隆抗体 2G12、血红蛋白、α 干扰素、白介素和胰蛋白酶抑制剂等。(表 5-3)

表 5-3 植物表达的疫苗

(引自胡克霞等《转基因植物表达药用蛋白的研究进展》,2007 年)

来源	蛋白质 / 多肽	表达植物	免疫情况
肠产毒性大肠杆菌	不耐热肠毒素 B 亚基(LT-B)	烟草	低水平全身性及局部抗体产生
肠产毒性大肠杆菌	LT-B	马铃薯	低水平全身性及局部抗体产生
肠产毒性大肠杆菌	LT-B	烟草叶绿体	无
肠产毒性大肠杆菌	LT-B	玉米仁	无
霍乱弧菌	霍乱毒素 B 亚基(CT-B)	马铃薯	局部及全身性抗体产生
霍乱弧菌	CT-B	烟草叶绿体	无

续表

来源	蛋白质/多肽	表达植物	免疫情况
乙型肝炎病毒	乙型肝炎表面抗原	烟草	无
乙型肝炎病毒	乙型肝炎表面抗原	马铃薯	抗体产生（免疫鼠）
诺瓦克病毒	衣壳蛋白	烟草	产生低水平IgG（鼠免疫）
诺瓦克病毒	衣壳蛋白	马铃薯	产生抗体（人体试验）
口蹄疫与霍乱	融合蛋白	衣滴虫叶绿体	产生相应抗体
T细胞表位	抗原簇	水稻	产生IgE抗体
志贺毒素Ⅱ	疫苗	烟草	预防系统中毒

第三节　转基因作物安全性分析

　　转基因食品和药品的安全问题，历来是人们关注的重点和热点。我国对转基因作物的研究把控严格，其中的每一个试验环节都需要农业农村部农业转基因生物安全管理办公室审批通过后，才能开始进行。但是毕竟转基因食品和药品出现时间尚短，我们并没有充足的时间完全排除其风险，而潜在的风险主要包括对人体健康的影响和对生态环境的影响。

　　植物的次生代谢产物极其繁多，其中不乏毒素成分、致敏成分等，而在转基因培养的新品种中，这些成分的含量是否发生改变，是增加还是减少，我们可能无法预知，这成为潜在风险之一。转基因植株中表达的目的基因的蛋白质，可能在糖基化修饰过程中区别于原来的蛋白,形成新的抗原决定簇,导致人体产生相应抗体,从而发生过敏反应;这些蛋白质也有可能在盘曲折叠形成空间结构过程中出现新的构象,而这些构象异常的蛋白质分子会成为诱导正常蛋白质异构化的因素,而异构化的蛋白质可能成为致病因素,如朊病毒(prion)。朊病毒是美国科学家普鲁辛纳通过研究羊瘙痒症发现的一种全新的病原体,并提出了"蛋白质构象致病假说"。严格来说,朊病毒并不是真正的病毒,因为与病毒相比,其结构更为简单,只含有蛋白质,而不含 DNA 或 RNA(在结构上与病毒完全不同)。朊病毒是一种感染性蛋白质粒子(proteinaceous infectious particle),实际上是一种无免疫原性的疏水蛋白因子,具有感染性和自我复制能力。区别于病毒的是,朊病毒不会作用于基因组导致转录和翻译的异常,而是可以诱导同种或异种蛋白质发生空间构象改变,引起功能改变而致病。因为没有免疫原性,所以朊病毒不能被机体免疫系统清除。朊病毒是机体内广泛存在的正常功能蛋白质——细胞朊粒蛋白(PrPc)发生错误折叠而导致空间构象改变形成的具有致病性的异常朊蛋白[如羊瘙痒病朊粒蛋白(PrPSc)]。朊病毒病是由异常朊蛋白引起人和动物出现的中枢神经系统退行性病变,主要有人的库鲁病、克 - 雅病、致死性家族性失眠,牛的海绵状脑病、羊的瘙痒病、鹿的慢性消耗性疾病,而且这些疾病没有有效的治疗手段。这种完全由蛋白质引起的疾病需要引起高度重视,因为我们对蛋白质的消化吸收很大一部分是以多肽链的形式吸收,而对人体来说转基因作物产生的蛋白质是一种新的物质,如果出现构象异常的蛋白质,是否对人类健康造成影响尚未可知。

目的基因较植物本身的基因更容易发生突变,因而其性状的稳定性较差,基因表达的产物也就有较大的不确定性,并且野生种群的基因组也有被污染的风险。此外,抗虫性和抗病性基因的导入,在短期内可能有较好的经济性,但是长期来看,有可能会诱导抗性昆虫和病原体的产生。国际上曾经出现过几个典型案例,如 Pusztai 事件、斑蝶事件、加拿大超级杂草事件和中国Bt 抗虫棉破坏环境事件,虽然这几个事件最后都得到解释,但是转基因中药材的潜在风险不容忽视。当前,转基因作物的转入基因主要为抗除草剂、抗虫、抗病毒和抗逆基因,如果这些基因固定在自然界中,成为优势基因,势必导致生态优势,有让相应作物成为超级杂草的可能性。植入启动子的隐患也不容小觑。35S 启动子是目前转基因操作中最常用的启动子,其优势在于使植物本身基因高水平表达,产生更多的有效成分。但是,如果该启动子插入 DNA 序列的位置在隐性病毒基因旁,会导致病毒的活化;如果其插入的序列位置可以编码毒性蛋白基因,会导致毒素产生过多,增强其毒副作用。当启动子被人体摄入后,可能嵌入到致癌基因序列上游,从而活化基因导致癌变的发生。有人提出抗生素抗性标记基因的生物安全性问题——如果该抗性基因被细菌获得,或进入肠道被肠道微生物获得,造就具有抗性的新菌群,会影响抗生素的治疗效果,甚至导致抗生素失效。除此之外,其潜在风险还有:是否会产生未知毒素,对人体产生毒害作用;会不会产生已知或未知的致敏原,引起过敏反应;营养成分含量或质量发生改变,从而影响人类健康或导致疾病发生。

　　药用植物不同于其他经济作物,除了安全性问题外,还存在药效是否发生改变的问题。药用植物的疗效关乎人的身体健康和中医药的健康发展,如果转基因技术改变了药用植物有效成分,势必影响防病治病的效果。虽然产地不变,但是这还能称之为道地药材吗? 所以对药用植物进行转基因操作,需要慎之又慎,在充分论证的情况下循序渐进地进行。

参考文献 ▶▶▶

[1] 高文远.中药生物工程[M].上海:上海科学技术出版社,2014.

［2］李勇.肽临床营养学［M］.北京:北京大学医学出版社,2012.

［3］刘蓉蓉.转基因植物生产疫苗和药物的研发进展［J］.生物技术通报, 2017,33(9):17-22.

［4］邹怡然,韩琪,白朋元,等.防龋用转基因番茄外源蛋白表达稳定性研 究［J］.临床医学进展,2018,8(6):529-539.

［5］胡克霞,殷润婷,徐寒梅.转基因植物表达药用蛋白的研究进展［J］. 生物加工过程,2007,5(2):6-10.

［6］任衍钢,宋玉奇.普鲁辛纳与朊病毒的发现［J］.生物学通报,2011,46 (9):60-62.

［7］于松,吕姣.人类朊蛋白病研究进展及临床诊治展望［J］.当代医学, 2019,25(8):185-186.

［8］栾颖,梁晋刚,周晓莉,等.RNAi转基因作物安全评价研究进展［J］. 生物安全学报,2019,28(2):95-102.

［9］董燕,易浪,朱丹丹,等.转基因中药前期安全性评价技术探讨［J］.世 界科学技术:中医药现代化,2013,15(3):466-470.